Brigitte Helène (Hrsg.)

Vitamin B17
Die Revolution in der Krebsmedizin

Brigitte Helène (Hrsg.)

Vitamin B17
Die Revolution in der Krebsmedizin

Ein Ratgeber aus der ärztlichen Praxis
nach der Dr. Puttich Krebstherapie

Bibliografische Information der Deutschen Nationalbibliothek:
Die Deutsche Nationalbibliothek verzeichnet diese Publikation in der
Deutschen Nationalbibliografie; detaillierte bibliografische Daten sind im
Internet über http://dnb.d-nb.de abrufbar.

© 2012 Brigitte Helène
Satz, Umschlaggestaltung, Herstellung und Verlag:
BoD – Books on Demand
ISBN: 978-3-8448-2931-0

Einleitung

Sie haben vielleicht dieses Buch in die Hand genommen, weil bei Ihnen die Diagnose einer Krebserkrankung gestellt wurde oder einer Ihrer nahen Angehörigen mit diesem Thema konfrontiert wurde.

Ich bin mir darüber im Klaren, dass es sich bei dem Thema Krebs für Nichtmediziner um ein außerordentlich schwieriges Thema handelt.

Es ist mit Ängsten besetzt und Sie sind damit nicht allein.

Selbst viele Ärzte und Krankenschwestern gehen mit dieser Thematik nur ungern um.

Der sonst so normale Mechanismus „Ich gehe zu einem Experten, der bringt alles wieder in Ordnung" funktioniert im Fall einer Krebserkrankung nicht so einfach.

Im Gegenteil: Es kann lebensgefährlich sein, einfach alles kritiklos über sich ergehen zu lassen, was die Schulmedizin zu bieten hat.

Vielleicht haben Sie schon selbst erleben müssen, wie wenig aufrichtig mit der Wahrheit bezüglich der Therapieverfahren und Erfolgsaussichten umgegangen wird.

Vielleicht hat Sie das etwas misstrauischer werden lassen.

Vielleicht haben Sie Verdacht geschöpft, dass es viel mehr Hilfsangebote geben muss, als Ihnen bisher bekannt sind.

Vielleicht ist dadurch in Ihnen der Wunsch entstanden, selbst die Initiative zu ergreifen und Experte Ihrer Krankheit zu werden.

Dabei möchten wir Ihnen mit diesem Büchlein helfen.

Hier erfahren Sie von Therapiemöglichkeiten, die außerordentlich erfolgreich sind und schon viele Jahrzehnte angewendet werden.

Viele Tausend Patienten wurden vollständig von ihrer Erkrankung geheilt.

Aus verschiedenen Gründen werden diese Heilverfahren in Deutschland nicht der Allgemeinheit zugänglich gemacht.

Bitte nehmen Sie sich zum Studium der folgenden Seiten etwas Zeit.

Erfahrene Ärzte beschreiben Theorie und Praxis der Vitamin-B17-Krebstherapie. Betroffene schildern ihren Weg zur Wiedererlangung der Gesundheit.

Jeder kann die Prinzipien der Vitamin-B17-Krebstherapie verstehen.

Ich lade Sie ein, diese Seiten in Ruhe durchzublättern.

Es könnten wichtige Stunden in Ihrem Leben sein. Die Stunde, die Ihnen noch viele glückliche, gesunde Lebensjahre schenkt.

Ich wünsche mir, dass Sie meiner Einladung folgen.

Mit herzlichen Grüßen
Brigitte Helène

Meiner Meinung nach ist die Therapie mit Vitamin B17 die einzige verfügbare Methode, den Krebs wirklich in den Griff zu bekommen.

Dr. med. Hans Nieper, Deutschland

Einführung in die Vitamin-B17-Krebstherapie

Vielleicht kennen Sie die Situation oder Sie mussten sie in nächster Nähe in Ihrem Freundes- oder Familienkreis miterleben: Der Patient, der zum ersten Mal in seinem Leben die Diagnose Krebserkrankung erhält, hat vor allem eins: furchtbare Angst.

Wir alle lernten ein Leben lang, dass die Krebserkrankung eine große Bedrohung unseres ansonsten so sicher geglaubten Lebens in dieser modernen Zeit ist.

Zwar versuchen uns die Medien ständig weiszumachen, dass es einen kontinuierlichen Fortschritt bei der Behandlung von Krebserkrankungen gibt, aber so richtig überzeugen können sie uns nicht.

Zu viele sind uns bekannt, aus der Familie und dem Arbeitsumfeld, die an dieser furchterregenden Erkrankung verstorben sind, obwohl sie alle Prozeduren der Schulmedizin über sich ergehen ließen.

Manche von ihnen erlitten ein schauerliches Ende, und so konnten die Zweifel nie wirklich ausgeräumt werden, dass die Krebserkrankung in den letzten Jahren an Schrecken verloren haben soll. Sie ist wie ein Damoklesschwert, das unser Leben und das Leben unserer Familien bedroht.

Erschwerend kommt noch hinzu, dass die Krebserkrankung trotz ihrer weiten Verbreitung auch weiterhin als ein schweres soziales Stigma gilt, das schnell dazu führen kann, dass sich Arbeitskollegen und Familienmitglieder zwar höflich, aber für den Betroffenen doch bemerkbar langsam zurückziehen.

Dahinter steckt in der Regel nicht unbedingt eine Missachtung der betroffenen Person. Die eigentlichen Motive sind vielmehr Angst und Verzweiflung und das damit verbundene Gefühl, das man gern vermeiden möchte, selbst einmal Betroffener einer schweren Krebserkrankung zu werden.

Und das ist nicht einmal unwahrscheinlich. Denn in den nächsten 20 Jahren wird die Erkrankung, wenn es keinen durchschlagenden Therapieerfolg geben sollte, die häufigste Todesursache in der westlichen Welt werden.

Das bedeutet, dass jeder von uns, der heute jünger als 60 Jahre ist, selbst oder einer unserer nächsten Angehörigen mit ziemlicher Sicherheit von einer Krebserkrankung betroffen sein wird. Und wem gefällt schon der Gedanke, in ein Krankenhaus eingeliefert zu werden? Wer hat wohl keine Angst davor, die vernichtende Diagnose von seinem Arzt mitgeteilt zu bekommen? Krebspatienten werden wie eh und je heute bemitleidet und bedauert, denn Krebs gilt noch immer – und da hat sich überhaupt nichts geändert – als unüberwindbar, unbesiegbar, furchterregend und letztendlich als zum Tode führend.

Doch am schwersten wiegt für die Krebsopfer, dass sie sich isoliert fühlen und zur totalen Passivität verurteilt wurden.

Letztendlich kann der Patient nur noch hoffnungsvoll erdulden, was mit ihm in der Zukunft geschehen wird.

Dem Patienten wird bewusst, dass sich sein Leben für ein und allemal und unwiederbringlich verändert haben wird.

Über das, was den Patienten jetzt erwartet, über die begleitenden Umstände oder die Ursachen für diese Erkrankung weiß er so gut wie nichts.

Also wendet er sich vertrauensvoll an seinen Hausarzt oder an einen der bekannten führenden Mediziner in der Hoffnung, dass dieser ihm Trost spenden wird und ihm vor allem einen Weg aus seiner hoffnungslosen Lage aufzeigen kann.

Und jetzt beginnt der Krebspatient damit, sich auf die üblichen medizinischen Rituale einzulassen, die einen so Erkrankten in den schulmedizinischen Einrichtungen erwarten, und er selbst wird ein Teil davon.

Aus einem mitten im Leben stehenden Menschen voller Tatkraft und Eigeninitiative wird ein passives Opfer, ein Rädchen in einer für ihn überhaupt nicht mehr durchschaubaren Apparatur. Das, was sich jetzt in Bewegung zu setzen beginnt, geht seinen in der traditionellen Medizin vertrauten und vorhersehbaren Gang.

Es bleibt überhaupt keine Zeit mehr, über das weitere Vorgehen nachzudenken. Es beginnt ein hektischer Aktionismus.

Der Biopsie zur Feststellung, ob der Tumor bösartig ist, folgt schnell die Tumorentfernung, die Chemotherapie oder die Bestrahlung – und das innerhalb weniger Tage.

Dieser Weg scheint unausweichlich. Selten kommt es vor, und dafür ist meistens keine Zeit, nachzufragen.

Wie sehen die Statistiken aus?

Von welcher Erfolgsquote kann man ausgehen?

Wer wurde bereits erfolgreich mit dieser Methode behandelt?

Der Alltag in den onkologischen Kliniken und Praxen ist viel zu hektisch und für Fragen ist nur wenig Zeit. Wenn überhaupt, dann erwarten den Patienten vage Statistiken, ungenaue Aussagen und das ungute Gefühl, die Zeit der Experten unnötig in Anspruch genommen zu haben.

Schließlich weiß jeder, dass eine Krebserkrankung mit Operation, Chemotherapie oder Bestrahlung behandelt wird.

Krebspatienten, die in eigener Verantwortung von diesem vorgezeigten Weg abweichen wollen, um andere Behandlungsmethoden gegen die ihnen vorgeschlagenen abzuwägen, werden durch das übermächtige Angebot an all den biologischen Heilverfahren und vermeintlichen Wundertherapien regelrecht erschlagen. Am Ende sind sie verwirrt und entmutigt.

Der unerschrockene Patient, der sein Schicksal in die eigenen Hände nehmen will, wird zu dem Arzt seines Vertrauens gehen und mit diesem besprechen, wie das weitere Vorgehen sein soll. Und dieser wird das emotionale Bedürfnis seines Patienten, eine andere Lösung als die der Schulmedizin anzustreben, verstehen und ihn taktvoll daran erinnern, dass die wissenschaftliche Medizin in Zusammenarbeit mit den pharmazeutischen Unternehmen bereits alles in ihrer Macht Stehende unternommen hat, um ein Heilmittel gegen die Krebserkrankung zu finden.

In den meisten Fällen wird er verständnisvoll, aber doch bestimmt darauf hinweisen, dass, wenn es ein Heilmittel außerhalb der Schulmedizin gäbe, dieses sicher auch allgemein angewendet würde und somit auch bekannt wäre.

Da er und seine Kollegen in den Universitätskliniken aber nichts von solchen Heilmethoden gehört hätten, könne es eine solche Therapie gar nicht geben.

Und er wird den Patienten deutlich auffordern, sich vertrauensvoll in die Hände der in der Krebstherapie ausgebildeten Ärzte zu begeben.

Sollte der um Aufklärung bemühte Patient immer noch Zweifel haben, wird mit Nachdruck darauf hingewiesen, dass, wenn er sich nicht in die Chemotherapie begebe, sein sicherer Tod und ein schnelles Ende bevorstünde.

Davon wird der Patient dann so geängstigt und beeindruckt sein, dass er schnell und kritiklos all die Behandlungen an sich vornehmen lässt, die ihm vorgeschlagen werden.

Durch die vielen Meinungen, denen der Patient nun ausgesetzt ist, kann er immer wieder von Fällen hören, bei denen Heilerfolge erzielt wurden. Aber diese Fälle stellen wohl eher Ausnahmen dar, die die Regel, Krebs ist unheilbar, bestätigen.

Es scheint einfach keine Anhaltspunkte zu geben, die konsequent und verlässlich darüber Aufschluss geben können, wer in der Lage sein wird, die Krankheit zu bezwingen und wer nicht. Das eigentlich Schlimme neben der Krebserkrankung ist das Erleben des Patienten, dass er völlig passiv dieser neuen Lebenssituation ausgesetzt ist.

Fragt er etwa einen ihn betreuenden Therapeuten nach Abschluss einer schulmedizinischen Behandlung, was er selbst dazu beitragen könne, um eine Neuerkrankung zu verhindern, so bekommt er immer die gleiche, schon stereotype Antwort: Wir können nun nichts mehr tun. Wir müssen abwarten, bis sich neues Tumorgewebe gebildet hat.

Jetzt kommt zu der schrecklichen Gewissheit, an einer unheilbaren Krankheit erkrankt zu sein, auch noch die vollkommene Hilflosigkeit und das Ausgeliefertsein einer Situation, in der man überhaupt keine Einflussmöglichkeit hat, die Zukunft und das weitere Geschehen selbst mitzubestimmen.

Doch es gibt eine gute Nachricht:

Seit mehreren Jahrzehnten weiß man um die gute Behandelbarkeit von Krebs, aber die entsprechenden Fakten sind bislang nicht an die breite Öffentlichkeit gedrungen.

Ein besonders bemerkenswertes Beispiel für die Unterdrückung eben dieser Informationen ist die Geschichte der natürlichen Substanz mit dem sperrigen Namen Mandelonitrildigluconat, eher bekannt als Vitamin B17; diese kleine unscheinbare Substanz, die weltweit Aufsehen erregte.

In den Fünfzigerjahren wurde aus den weichen Kernen der Aprikosen eine Substanz extrahiert, die der Entdecker Vitamin B17 nannte.

Dieses Vitamin B17 wurde von der medizinischen Welt zunächst als Durchbruch in der Krebsmedizin gefeiert.

Später erfasste die Euphorie auch Kreise außerhalb der Medizin. So sprach Ronald Reagan, der spätere Präsident der USA und damals noch Gouverneur von Kalifornien, von der berechtigten Hoffnung, mit Vitamin B17 endlich den Krebs besiegen zu können.

Und plötzlich passierte etwas Sonderbares. Das öffentliche Interesse erlosch geradezu von einem auf den anderen Tag. Und damit nicht genug: Das vorher so gefeierte Medikament gegen die Krebserkrankung wurde plötzlich verteufelt und als gefährlich dargestellt. Was war geschehen?

Wissenschaftliche Untersuchungen in renommierten Krebskliniken zeigten die eindeutige Wirksamkeit des Vitamins B17. Es konnte nicht mehr verleugnet werden, dass mit dem Vitamin B17 nun ein Mittel zur Verfügung stand, das die Krebskrankheit unter Kontrolle bringen konnte.

Es hatte nur einen Fehler. Nicht die Wirksamkeit, nicht etwa eine schlechte Verträglichkeit und auch nicht der Preis – nein! Der Fehler war, es stammte aus der Natur.

Diese Substanz war für jedermann zugänglich. Es war verhältnismäßig billig. Es war nicht patentierbar. Das große Geschäft konnte damit nicht gemacht werden.

Die Herstellung krebsbekämpfender Medikamente war für die pharmazeutischen Kartelle, die ihre Umsätze mit der Patentierung und dem Verkauf von auf **chemischer Basis** entwickelten Behandlungsmethoden erzielten, ist noch heute ein Abermilliardengeschäft.

Die erwiesenermaßen wirksame Präventiv- und Behandlungsmethode für Krebs mit Vitamin B17 konnte im Gegensatz dazu jedoch nicht patentiert werden und es bestand kein Interesse an einer genauen Erforschung. Das ist heute immer noch so.

Wenn die breite Öffentlichkeit jemals erfahren würde, dass Krebs auf natürliche Weise zu behandeln ist, dann würden den pharmazeutischen Konglomeraten, die bislang eine Monopolstellung genießen, zusehends die Felle davonschwimmen – und natürlich auch die rauschenden Profite; das versteht sich von selbst.

Wenn Sie mehr über die Geschichte des Vitamins B17 und deren Unterdrückung erfahren wollen, finden Sie alle relevanten Informationen im Buch:

„Eine Welt ohne Krebs" von G. Edward Griffin.

Was ist eigentlich Vitamin B17 und was macht es so bedeutend bei der Bekämpfung der Krebserkrankung?

Das Vitamin-B17-Molekül

Dieser Stoff schützt uns auf besondere Weise vor Erkrankungen.
Er besteht aus drei Komponenten:
zum einen aus Zyanid (Blausäure) und zum anderen aus Benzaldehyd (Anti-Schmerzsubstanz). Das Ganze wird neutralisiert und zusammengehalten von zwei Zuckermolekülen.
Wir finden das Vitamin in den

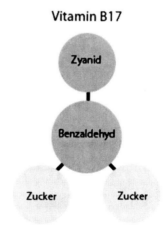

Vitamin B17

L- Mandelonitril - Beta - Glucosidase

Kernen unseres Steinobstes (Apfel- und Aprikosenkerne), aber auch in manchen Getreidesorten.

Es ist für den gesunden Körper harmlos, stabil und ungefährlich.

Die giftigen Bestandteile sind fest im Zuckermolekül eingebunden.

Kommt das Molekül mit dem Enzym Alpha-Glucosidase in Kontakt, dann und nur dann wird es in seine Bestandteile aufgespalten.

Aus dem harmlosen Zuckermolekül wird ein Zellgift.

Das Besondere an diesem Mechanismus ist aber, dass dieses Enzym in gesunden Zellen überhaupt nicht vorkommt, sondern ausschließlich in bösartigem Gewebe, nämlich nur in Krebszellen.

Das Gift wird deshalb niemals in gesundem Gewebe freigesetzt.

Es dient dem Körper zum Erkennen und Eliminieren krankmachender Zellen.

Ein Wort zur Giftigkeit des Vitamin-B17-Moleküls: Immer wieder wird vor der Einnahme gewarnt.

Abgesehen davon, dass es noch nie eine Komplikation bei der Vitamin-B17-Therapie gegeben hat, die auf eine Blausäurewirkung zurückzuführen ist, muss ein Antikrebsmittel eine scharfe Waffe gegen diese unheimliche und lebensbedrohliche Krankheit sein.

Ohne örtliche Giftwirkung auf die Krebszelle hätten wir gar keine so starke Wirkung.

Ein Antikrebsmedikament kann nicht giftig genug sein.

Wichtig ist nur, dass die gesunden Zellen im Körper keinen Schaden nehmen.

Das ist durch das Schutzenzym in den normalen Körperzellen gewährleistet.

Die Rhodendase, die nur in den Körperzellen zu finden ist, ist effektiv genug, Nebenwirkungen oder gar Vergiftungen effektiv zu verhindern.

Die Krebszelle und Vitamin B17

Die Krebszelle erhielt ihren Namen, weil sie sich wie ein Krebs, wie wir ihn aus dem Tierreich kennen, in andere gesunde Gewebearten einschneidet und der Tumor dann ungebremst im Körper wachsen kann.

Das macht den Krebs so gefährlich.

Der Krebszelle dient ein spezielles Enzym: die Alpha-Glucosidase. Dieses Enzym schneidet wie eine Schere die Zellwände der benachbarten gesunden Zellen auf.

Die Krebszelle gibt zu diesem Zweck das Enzym in die Flüssigkeit des Zellzwischenraumes ab.

Dort befindet sich während einer Vitamin-B17-Therapie auch das aufgenommene Vitamin.

Knacken die Scheren ganz unbeabsichtigt das bis dahin harmlose Vitamin-B17-Molekül, setzt dieses seinen gefährlichen Inhalt frei.

Es entsteht an dieser Stelle ein Gift, das die Krebszelle augenblicklich abtötet. Da nur Krebszellen über dieses Enzym (Schere) verfügen, findet dieser Vorgang ausschließlich im und am Tumor statt.

Auch einzeln verstreute Krebszellen an anderen Stellen des Körpers fallen auf diesen Mechanismus herein.

Sie versuchen, an anderer Stelle Fuß zu fassen, indem sie in gesundes Gewebe eindringen.

Sie treffen aber ebenfalls auf die Vitaminmoleküle und finden durch Vitamin B17 ihren chemischen Tod.

Dieser Mechanismus ist in zweierlei Hinsicht von elementarer Bedeutung für die Gesundheit.

Einerseits schützt regelmäßig zugeführtes Vitamin B17 vor der Entstehung von Krebs, indem bereits die Anfänge einer Krebserkrankung beseitigt werden. Dafür ist bereits eine geringere

Menge des Vitamins ausreichend, wenn die Zufuhr regelmäßig stattfindet (Apfel- und Aprikosenkerne).

Anderseits sind nach dem Ausbruch einer Krebserkrankung große Mengen des Vitamins erforderlich, damit der Krebs insgesamt eliminiert werden kann.

Dafür kommt Vitamin B17 in sehr hohen Dosen als Medikament zum Einsatz, und zwar als Vitamin-B17-Amygdalin-Laetrile.

Vitamin B17 greift selektiv die Krebszellen an und beseitigt ausschließlich Tumorzellen im Körper.

Es kommt zu keinerlei Nebenwirkungen wie etwa Haarausfall oder Darmstörungen. Diese Nebenwirkungen sind bei der schulmedizinischen Chemotherapie Folge der Schädigung gesunder Zellen.

Unter einer Behandlung mit Vitamin B17 schrumpft der Tumor. Übrig bleibt nur noch das Bindegewebe der ehemaligen Krebsgeschwulst.

Auch durch Operation verstreute Krebszellen werden auf diese Weise aus dem Körper entfernt. Metastasen (Tochtergeschwülste) können erst gar nicht entstehen.

Um die Wirkung und die Bedeutung der Vitamin-B17-Therapie bei der Krebsbekämpfung richtig zu verstehen, muss auch der Entstehungsprozess solch einer Erkrankung richtig verstanden werden. Auch hier unterscheidet sich die Sichtweise ganz deutlich von der Sichtweise der Schulmedizin.

Es ist aber ein ganz logisches und eigentlich leicht nachzuvollziehendes Konzept, wofür kein besonderes Studium erforderlich ist, sondern der ganze normale Menschenverstand ausreicht. Und Sie werden die Logik der Vitamin-B17-Therapie verstehen.

Aber niemand kann heute behaupten, dass man nicht sagen kann, was Krebs ist und was seine primäre Ursache ist.

Im Gegenteil, es gibt keine Krankheit, deren Ursache besser bekannt ist, sodass Unwissenheit heute nicht länger als Entschuldigung dienen kann, dass man nicht mehr für die Prävention tun kann.

Dass die Prävention gegen Krebs kommen wird, daran gibt es keinen Zweifel, da die Menschen überleben wollen.

Aber wie lange die Prävention versäumt wird, hängt davon ab, wie lange die Propheten der konservativen Medizin fortfahren werden, die Anwendung der wissenschaftlichen Erkenntnisse auf dem Gebiet der Krebsforschung zu verhindern.

In der Zwischenzeit müssen Millionen Menschen unnötigerweise an Krebs sterben.

Prof. Dr. Otto von Warburg, Nobelpreisträger, während eines Vortrages 1966 auf dem Nobelpreisträgertreffen in Lindau am Bodensee

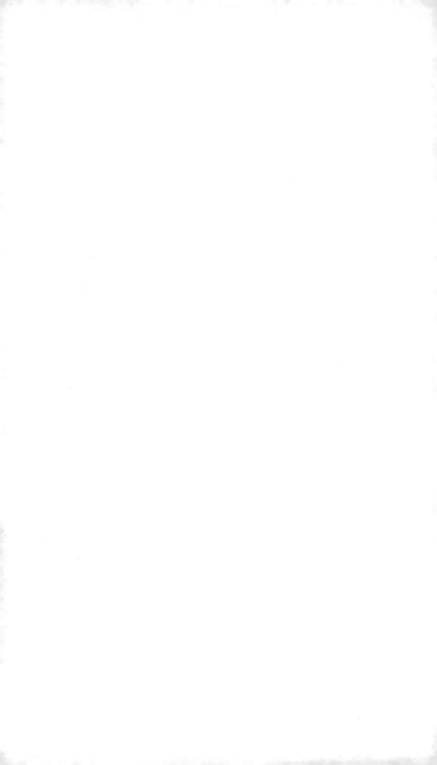

Die Entstehung einer Krebserkrankung

So wie die Schulmediziner die Krebskrankheit verstehen, startet der Körper aus irgendeinem Grund ein Programm, sodass Zellen sich ungebremst vermehren können.

Zuerst fühlt sich der Patient unwohl, dann fallen Organfunktionen aus und zum Schluss wird der Körper gänzlich zerstört; völlig sinnlos und ohne erkennbares Ziel.

So etwas kommt aber in der Natur nie vor.

Die Natur kennt kein Selbstmordprogramm.

Die Natur handelt nicht ohne Sinn. Immer wird ein Zweck verfolgt, meistens der Zweck einer Reparatur.

Die Vitamin-B17-Krebstherapie versteht die Krebserkrankung als einen nicht zu Ende gekommenen Heilungsvorgang.

Es ist schwer zu akzeptieren, dass die unheimliche und so gefährliche Krebserkrankung ursprünglich ein Versuch des Körpers gewesen sein soll, sich selbst zu helfen; also am Anfang ein biologisch sinnvolles Programm war.

Wann kippte nun das biologisch sinnvolle Programm in eine Erkrankung um und wurde Krebs?

Die Grenze ist fließend.

Schauen wir in die Natur. Ein einfaches Beispiel:

Erkrankt ein Baum, sprießen noch einmal alle Zweige und er bildet neue Wurzeln wie nie zuvor. Der Baum versucht, sich durch Wachstum zu retten.

Gelingt es ihm, durch Mehraufnahme von Nährstoffen und Sauerstoff gesund zu werden, normalisiert sich das Wachstum im nächsten Jahr.

Kann er sich auf diese Weise nicht helfen, hat er alle Energie verbraucht und stirbt ab.

Dieser Mechanismus findet in unserem Körper statt, wenn auch viel komplizierter.

Besteht ein Mangel oder ein Mehrbedarf an bestimmten Stoffen, beginnen sich genau die Zellen zu teilen, die diese Stoffe herstellen.

Sie vermehren sich. Das Organ vergrößert sich, es beginnt zu wachsen.

Ist die Situation vorbei, reguliert sich wieder alles zum Normalen.

So versteht die Vitamin-B17-Krebstherapie die Krebserkrankung.

Zunächst einmal repariert der Körper eine Störung und passt sich einer besonderen Situation an.

Dieser Selbstheilungsprozess kommt aber nicht zum Abschluss, da die Ursache des Zellwachstums nicht beseitigt werden konnte.

Die einstmals sinnvoll vermehrten Zellen wachsen jetzt ungebremst und ungesteuert weiter.

Ein Tumor entsteht.

Die Trophoblastenthese

John Beard, Professor der Embryologie an der Universität von Edinburgh, verfasste 1905 einen Artikel für die medizinische Zeitschrift „The Lancet".

Er konstatierte darin, dass sich Krebszellen und gewisse präem-

bryonale Zellen, die Trophoblasten, deren Auftreten im Früh-
stadium der Schwangerschaft vor allem im Mutterkuchen normal ist, sich nicht voneinander unterscheiden lassen.

Im Spiegel Ausgabe 4 – 2009, also weit über 100 Jahre nach dieser Veröffentlichung, wird interessanterweise über die Gemeinsamkeit zwischen Plazentazellen und Tumorzellen berichtet:

*Es ist der Vormarsch einer Invasionsarmee. Aggressiv und milli-
onenfach dringen die Zellen immer tiefer ins fremde Gewebe ein;
Enzyme, die die gesamte Umgebung aufweichen, machen ihnen
den Weg frei.*

*Keine Immunabwehr stellt sich den Eindringlingen in den Weg.
Denn diese tarnen sich so perfekt, dass sie für das Immunsystem
des Wirts unsichtbar sind. Ja, sie bringen die Abwehrzellen durch
geschickte Manipulation sogar dazu, ihnen bei ihrem Vormarsch
zu helfen …*

*Hier wird nicht eine heimtückische Erkrankung wie die Krebser-
krankung beschrieben, sondern diese Darstellung entspricht dem
Wachstum eines menschlichen Embryos in der Gebärmutter. Etwa
eine Woche nach der Befruchtung der Eizelle beginnt er, sich durch
aggressives Vordringen in die Gebärmutter einzunisten, um aus
seinen eigenen und mütterlichen Zellen gemeinsam den Mutterkuchen, die Plazenta, zu bilden …*

*Es gibt eine verblüffende Ähnlichkeit zwischen der Plazentabil-
dung und dem Tumorwachstum. So lassen sich fast sämtliche bekannten Tumormarker in erheblicher Konzentration auch in der
Plazenta nachweisen, einige wurden sogar zuerst in der Plazenta
entdeckt …*

*Selbst die Invasion der kindlichen Plazentazellen in die Gebär-
mutter wird mithilfe der gleichen Botenstoffe gesteuert wie das
Vordringen von Tumorzellen ins Gewebe …*

„Ich vergleiche jetzt seit zwölf Jahren Tumor- und Plazentazellen“,

sagt Prof. Kämmerer von der Universität Würzburg, „aber ich habe noch immer keinen wesentlichen Unterschied zwischen den beiden finden können."

In dem Artikel heißt es weiter:

... doch warum hört eine Plazenta auf zu wachsen, wenn sie etwa ein Drittel der Gebärmutterwand durchdrungen hat – ein Tumor jedoch nicht? „Woran das liegt", sagt Prof. Kämmerer, „würden wir alle gern wissen. Denn daraus ergebe sich dann ein Weg, auch das Wachstum eines Krebsgeschwürs zu stoppen ...

Die Antwort könnte eigentlich ganz einfach ausfallen. Sie ist seit 1905 bekannt und wurde in den Neunzigerjahren durch verschiedene Forschergruppen weltweit bestätigt.
In dem Augenblick, in dem die Bauchspeicheldrüse des Embryos zu arbeiten beginnt und Enzyme herstellt – die Enzyme Trypsin und Chymotrypsin –, wird das Plazentawachstum augenblicklich gestoppt.
Die Enzyme verdauen die Schutzoberfläche der Plazentazellen (Trophoblasten) und enttarnen Sie für die Arbeit des Immunsystems.
Jetzt erkennen die Thymus-Lymphozyten (T-Lymphozyten) die Zellen als fremd und aggressiv und töten sie ab. Das geschieht von nun an millionenfach täglich in jedem unserer Körper.
Sollte die Aktivität der Bauchspeicheldrüsen-Enzyme nicht ausreichen, wird das Wachstum nicht gebremst und es entsteht ein Tumor.
Die Frage, warum alle bekannten Tumormarker auch in der Plazenta zu finden sind, ist ebenfalls durch die Trophoblastentheorie logisch zu beantworten.
Die Schulmedizin geht davon aus, dass es mehrere Hundert verschiedene Tumorarten gibt.

Die Schulmedizin erkennt nicht den gemeinsamen Zusammenhang, dass all die uns bekannten Tumore ein und denselben Ursprung haben, nämlich die Gemeinsamkeit, dass jeder Tumor, egal, wie er letztendlich heißt, aus Trophoblasten besteht.

So ist es nur konsequent, dass dort, wo die meisten Plazentazellen zu finden sind, nämlich in der Plazenta selbst, also im Mutterkuchen, selbstverständlich auch alle Tumormarker vorhanden sein müssen.

Es handelt sich bei jedem Tumor immer um das gleiche Geschehen; nur die Schulmedizin kann den Zusammenhang nicht sehen. So ähnlich wie ein Kind, das im Wald steht und nur Bäume, aber nicht den Wald sieht.

Es ist wieder einmal ein Beispiel dafür, wie richtig die Trophoblastentheorie auch nach 100 Jahren noch ist. Auch nach so langer Zeit und so vielen Jahrzehnten wissenschaftlicher Forschung und Anstrengung ist sie heute nicht weniger gültig.

Zur gleichen Zeit, als die Trophoblastentheorie entstand, formulierte Albert Einstein die Relativitätstheorie. Auch diese ist heute nicht weniger gültig als vor 100 Jahren.

Manchmal braucht es eben eine sehr lange Zeit, bis einfache logische Erkenntnisse in das Bewusstsein der Meinungsführer in den Wissenschaften Eingang finden.

Fassen wir noch einmal die Trophoblastentheorie zusammen: In der schulmedizinischen Forschung nimmt man an, Krebs sei eine örtlich beschränkte Krankheit, die durch eine Läsion (Schädigung) charakterisiert ist, die an einer bestimmten Körperstelle auftritt.

Diese örtlich beschränkte Läsion hält man für die Folgeerscheinung eines aktiven, eindringenden Virus, eines krebserregenden Auslösers oder irgendeiner Art von Trauma, wie zum Beispiel ein Schlag.

Das häufige Wiederauftreten einer bösartigen Geschwulst nach herkömmlicher Behandlung – das heißt nach einem operativen Eingriff, einer Bestrahlung und/oder Chemotherapie – ist darauf zurückzuführen, dass die dem Krebs zugrunde liegende Ursache nicht berücksichtigt und folglich nicht korrigiert wurde. Neueste wissenschaftliche Forschungsergebnisse konnten eine Übereinstimmung von Krebszellen und embryonalen Ursprungszellen bestätigen.

Auf molekularer Ebene verhalten sich beide Zelltypen gleich.

Der während der Schwangerschaft auftretende Trophoblast (embryonale Plazentazelle) weist in der Tat alle klassischen Merkmale von Krebs auf.

Während er sich in der Uteruswand einnistet, breitet er sich rasch aus und auch die Zellteilung geht beschleunigt voran. Auf diese Weise bereitet er einen geeigneten Platz für den Embryo vor, an dem dieser geschützt ist und mit Nahrung versorgt wird.

Diese Zellen bilden ein Enzym, das die Zellwände benachbarter Strukturen auflöst. Genau diesen Mechanismus benutzt die Krebszelle ebenfalls; deshalb wächst die Krebszelle scheinbar ungebremst und führt bei der Vitamin-B17-Therapie zu ihrem chemischen Tod.

Der Trophoblast (die embryonale Plazentazelle) entsteht durch Weiterentwicklung aus einer Zelle, die als omnipotente Zelle bezeichnet wird.

Diese Zelle verfügt über die uneingeschränkte Fähigkeit, sich zu einem beliebigen Organ, zu Gewebe oder zu einem vollständigen Embryo zu entwickeln.

Wenn die omnipotente Zelle durch Kontakt mit dem Hormon Östrogen – was von Frauen und Männern gleichermaßen produziert wird – dazu angeregt worden ist, den Trophoblasten zu bilden, spielt sich einer von zwei möglichen Vorgängen ab:

Im Falle einer Schwangerschaft ist die übliche Entwicklung eines Mutterkuchens (Plazenta) und einer Nabelschnur zu beobachten.

Oder der Trophoblast ist Teil eines Heilungsprozesses. Für gewöhnlich schließen von der Bauchspeicheldrüse ausgeschiedene Enzyme diesen Heilungsprozess nach Vollendung des Auftrages ab.

Sollten die Enzyme ihren Auftrag nicht erfüllen, so bilden sich als Folge dieses fortdauernden, gestörten Heilungsprozesses Krebsgeschwülste.

Der Körper hatte aber viele Jahrhunderte, eigentlich von Anbeginn der Menschheitsgeschichte, eine zweite Verteidigungslinie. Versagen die Enzyme dabei, eine Tumorbildung anzuhalten, treten die Vitamin-B17-Moleküle auf den Plan und schalten das Krebswachstum aus: das Vitamin B17, das aus der traditionellen Nahrung stammt und das heute vollkommen verschwunden ist.

Es kann eindeutig gezeigt werden, dass in dem gleichen Maße, wie das Vitamin B17 aus unserer Nahrung verschwunden ist, Krebs zunehmend zum Problem unserer Zivilisation geworden ist.

Bei Bevölkerungen, die einen naturgemäß hohen Anteil an Vitamin-B17-haltigen Nahrungsmitteln zu sich nehmen, ist Krebs nahezu unbekannt.

Vitamin B17 findet sich neben dem bekannten Steinobst in vielen Gräsern und alten Getreidesorten. Wir haben diese Nahrungsmittel verbannt, weil sie uns zu bitter schmecken. Süß hat in den letzten Jahrhunderten den bitteren Geschmack aus der Nahrung verdrängt und damit ganz dramatisch den Anteil an Vitamin B17.

Die Vitamin-B17-Krebstherapie betrachtet also die Krebserkrankung als einen nicht abgeschlossenen Heilungsprozess, weil das ungebremste Wachstum der Trophoblastenzellen weder durch die Enzyme noch durch Vitamin B17 gestoppt werden konnte.

Folgt man diesen Gedankengängen, resultiert ein schlüssiges und konsequentes Behandlungskonzept.

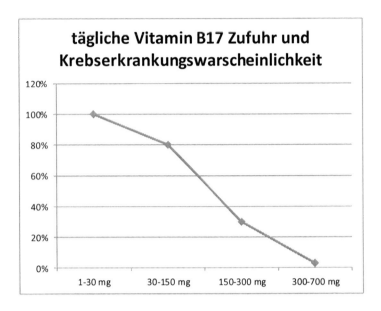

Zuerst müssen die ungebremst wachsenden Reparaturzellen Trophoblasten gestoppt und beseitigt werden.

Das erreicht die Vitamin-B17-Krebstherapie durch den Einsatz einer nur auf die Krebszellen gerichteten Substanz, durch die die Tumorzellen ihren chemischen Tod finden (Vitamin-B17-Amygdalin-Laetrile), sowie durch den Einsatz von eiweißspaltenden Enzymen, die die bösartigen Krebszellen für das Immunsystem und hier besonders für die Thymus-Lymphozyten empfindlich werden lassen.

Die dem Krankheitsgeschehen zugrunde liegende eigentliche Ursache muss entdeckt und die Bedingungen müssen so verändert werden, dass das Reparaturprogramm, also das Zellwachstum, zum Stillstand kommt.

Das kann auf zellulärer Ebene ein Ausgleich der Fehlfunktion des Stoffwechsels sein oder im alltäglichen Bereich eine Veränderung persönlicher Lebensumstände.

Wenn sich nichts ändert, ändert sich nichts …

Lothar Hirneise, Deutschland

Der Beginn einer Welt ohne Krebs

Folgende Szene spielte sich während einer Pressekonferenz am 15.06.1977, also vor fast 35 Jahren, im Memorial Sloan Kettering Hospital in New York ab, die anlässlich der Präsentation der wissenschaftlichen Forschungsergebnisse über die Wirksamkeit von Vitamin B17 stattfand.

Neben den offiziellen Vertretern der Klinik war Prof. Dr. Sugiura, einer der bedeutendsten Krebsforscher seiner Zeit und Leiter der Untersuchungen, anwesend.

„Ich habe nur eine Frage, Herr Professor Sugiura", rief plötzlich jemand aus dem Publikum.

„Bleiben Sie bei Ihrer Behauptung, dass Vitamin B17 die Ausbreitung von Krebs verhindert?"

Es herrschte gespannte Stille im Raum. Prof. Sugiura blickte den Journalisten in aller Ruhe an und antwortete mit klarer Stimme: „Ja, dabei bleibe ich!"

Ein Raunen ging durch den Saal. Weitere Fragen wurden nicht mehr gestellt.

Damals waren die umfangreichsten wissenschaftlichen Untersuchungen über die Wirksamkeit von Vitamin B17 durchgeführt worden.

Sie bestätigten in allen Versuchsreihen, einschließlich Tierversuchen, die Wirksamkeit von Vitamin B17 als wirksames Medikament und nebenwirkungsfrei gegen die Ausbreitung von Krebszellen.

Danach wurde behördlicherseits die Anwendung von Vitamin B17 zur Sicherstellung der Profite der pharmazeutischen Industrie in den USA verboten und es fanden nie wieder relevante medizinische Untersuchungen in diesem Umfang mit Vitamin B17 statt.

Vielleicht ist es 35 Jahre später ein ebenso historischer Moment gewesen, dessen Bedeutung wir aber erst viel später – in einigen Jahren oder Jahrzehnten – beurteilen können, als im Winter 2011 ein halbes Dutzend Personen in einem Ingenieurbüro in Wiesbaden an einem großen runden Tisch Platz nahmen.

Es waren Geschäftsleute, Ingenieure, ein Steuerberater, ein Universitätsprofessor und ein praktisch tätiger Arzt mit zwei Jahrzehnten Erfahrung mit der Vitamin-B17-Therapie.

Diese kleine Gruppe so unterschiedlicher Personen führten ein Wunsch und ein Ziel zusammen, nämlich der Vitamin-B17-Therapie den Platz in der Wissenschaft und Medizin zu verschaffen, den es gebührt.

Ist Vitamin B17 das Heilmittel gegen den Krebs?

Kann Vitamin B17 dauerhaft den Krebs unter Kontrolle bringen?

Kann Vitamin B17 die Ausbreitung von Metastasen verhindern?

Ist es möglicherweise anderen Therapieverfahren, die heute in der Krebsmedizin angewendet werden, weit überlegen?

Die Antwort auf all diese Fragen kann allein und letztendlich nur die Wissenschaft geben. Darüber waren sich alle einig, deshalb hatten sie das Treffen organisiert.

Darauf zu warten, dass die offiziellen Institutionen der Universitäten diesen Fragen nachgehen würden, war sinnlos geworden. Das geschah nicht in den letzten 35 Jahren und es ist auch in Zukunft nicht damit zu rechnen.

Also war es jetzt Zeit zu handeln, wenn die Vitamin-B17-Therapie Anerkennung finden soll.

Und das ist die Absicht:

Die Vitamin-B17-Therapie muss ihren Platz in der Krebsbekämpfung erhalten und alle Patienten, die es wünschen, sollen mit Vitamin B17 behandelt werden können, ob in der Universitätsklinik, in einem onkologischen Zentrum oder bei ihrem Hausarzt.

Die Vitamin-B17-Therapie hat ein Recht darauf, Bestandteil der offiziellen Medizin zu werden.

Es ist ein großes Ziel.

Es ist eine Zukunftsvision.

Es ist ein weiter Weg und möglicherweise ein steiniger Weg.

Aber jeder Weg hat seinen Anfang.

Und das ist der Grund, warum sich die Gruppe zusammengefunden hat.

Es soll ein Anfang eines Weges werden, an dessen Ende die Anerkennung des Vitamins B17 als Medikament steht.

Und dieses Medikament ist nicht patentierbar.

Es wird also keine Milliarden an Umsätzen und Gewinnen in die Kassen großer Unternehmen spülen.

Es wird aber Tausenden Patienten helfen und für jeden, der es benötigt, preiswert und sicher zur Verfügung stehen – weltweit und nicht nur, wie jetzt, nur den wenigen, die durch Zufall auf das Vitamin B17 aufmerksam geworden sind.

Das Vitamin B17 wird ein Geschenk für die Menschheit sein, allein zum Wohle der Patienten und nur dafür, für nichts anderes.

Eine schöne Aufgabe, eine erhabene Aufgabe.

Und was braucht man, um diesen Wunsch in Erfüllung gehen zu sehen?

Zuerst einmal eine renommierte schulmedizinische Forschungsabteilung, die sich mutig und ernsthaft ohne Vorurteile und ohne vorgefertigte Meinung der Erforschung der Wirksamkeit von Vitamin B17, einer natürlichen, pflanzlichen Substanz, widmen kann. Und der Vertreter dieser Einrichtung, ein Professor einer großen deutschen Universität, sitzt am runden Tisch von Wiesbaden.

Er verfügt über das technische und wissenschaftliche Knowhow, diese hoch komplizierte Aufgabe zu erfüllen. Er ist ein international renommierter Wissenschaftler mit der besten Reputation in der Krebsforschung mit Dutzenden Veröffentlichungen in medizinischen Fachzeitschriften.

Ihm steht ein Team von Tumorbiologen, medizinischen Grundlagenforschern, Doktoranden der Humanmedizin und wissenschaftlichen Assistenten zur Seite. Er leitet ein großes Labor zur Grundlagenforschung an einer Universität.

Es werden drei medizinische Doktorarbeiten mit dem Thema, die Wirksamkeit von Vitamin B17 zu untersuchen, geschrieben.

Es sind lange Versuchsreihen durchzuführen: zuerst einmal mit menschlichen Zellkulturen, später auch mit Labortieren, denen verschiedene Krebserkrankungen angezüchtet werden, und noch später die ersten klinischen Studien an Patienten in der Universitätsklinik selbst.

Alles streng wissenschaftlich, alles nach den international üblichen Standards, die für eine Zulassung einer Substanz zu einem Medikament vorgeschrieben sind.

Dieses große Vorhaben wird in den nächsten drei Jahren stattfinden. Das ist sicher. Das ist das Ergebnis, das am Ende der Zusammenkunft fest beschlossen wurde.

Und da blieb doch noch eine Frage.

Wie sollte das Ganze finanziert werden? Woher sollte so viel Geld kommen, um dieses Vorhaben zu realisieren?

Am runden Tisch in Wiesbaden saßen eben nicht nur Wissenschaftler und Mediziner, da waren auch Finanzleute und Techniker. Und das war das besondere Glück, das Außergewöhnliche dieser Situation.

Es waren eben nicht nur Menschen mit Visionen und Enthusiasmus zusammengekommen, sondern auch Menschen mit dem finanziellen Hintergrund, diese Visionen in die Tat umsetzen zu können.

Besonderen Dank verdienen die Stiftungsgründer, das Ehepaar Norbert und Brigitta M., die zusätzlich zu ihrem privaten Stiftungsvermögen aus eigenen Mitteln eine sechsstellige Euro-Summe für das Vitamin-B17-Forschungsprojekt zur Verfügung stellten, ganz uneigennützig, nur mit dem einzigen Interesse, dass das Vitamin B17 auf seine Wirksamkeit bei Krebserkrankungen erforscht wird.

Vielleicht ist es genau diese Großzügigkeit, die das Gefühl, an einem historischen Moment teilgenommen zu haben, bei allen Anwesenden aufkommen ließ.

Die Zukunft wird es entscheiden.

Ein Gespräch zwischen den Stiftungsgründern Brigitta und Norbert M. und der Herausgeberin über das Forschungsprojekt Vitamin B17 an einer deutschen Universitätsklinik

Herausgeberin

Wie ist bei Ihnen eigentlich die Idee gereift, eine Stiftung zu gründen, die sich zur Aufgabe gemacht hat, die Wirkung von Vitamin B17 wissenschaftlich an einer deutschen Universitätsklinik zu erforschen?

Norbert M.

Das war eine Entwicklung, die wir am Anfang gar nicht so vorhersehen konnten. Im Jahre 2008 erkrankten meine Frau und ich etwa zur gleichen Zeit an Krebs. Das war zunächst ein großer Schock. Wir begaben uns in die übliche Behandlung. Gleichzeitig kümmerten wir uns um Behandlungsalternativen. Unser beider Krankheitsverlauf entwickelte sich glücklicherweise außerordentlich positiv.

Brigitta M.

Wir haben keine Kinder, keine direkten Erben. Die Krankheit konfrontierte uns mit existenziellen Fragen. Wir wollten aber, dass unser Vermögen für die Allgemeinheit zum Nutzen angelegt wird. Da bot sich eine Stiftung geradezu an. Da wir beide viel mit ärztlichen Behandlungen zu tun hatten, dachten wir, die Stiftung sollte die Medizinforschung unterstützen.

Norbert M.

Und das taten wir. Doch mit der Zeit lernten wir auch den Nutzen der Vitamin-B17-Therapie kennen. Es ging uns durch das Vitamin B17 zunehmend besser und unser Gesundheitszustand ist seitdem stabil. Das führen wir auf die regelmäßigen Vitamin-B17-Infusionen bei Dr. Puttich zurück.

Wir sprachen mit Dr. Puttich über das Vitamin B17 und den Stand der Forschung, man müsste eigentlich sagen den Nichtstand, und planten, dass das Stiftungsgeld zum Nutzen der wissenschaftlichen Erforschung des Vitamins B17 angelegt werden sollte.

Dr. Puttich und alle anderen, mit denen wir darüber sprachen, waren außerordentlich erfreut.

Brigitta M.

Ist es doch immer der gleiche Vorwurf, die Vitamin-B17-Therapie sei unwirksam, weil sie nicht auf wissenschaftlichen Studien basiert. Also müssen diese Studien jetzt durchgeführt werden.

Norbert M.

Das war aber gar nicht so einfach. Bei offiziellen Stellen stießen wir immer wieder auf taube Ohren. Überall wurde abgewiegelt.

Ich ließ mich aber nicht entmutigen. Ich bin ein Leben lang als Ingenieur in der Baubranche tätig gewesen, da lernt man, glauben Sie mir, hartnäckig zu sein.

Trotz aller anfänglichen Schwierigkeiten hatte ich dann doch Erfolg.

Ich kam mit Prof. B an einer deutschen Universitätsklinik ins Gespräch, der nicht gleich abwiegelte. Er war offen, neugierig und versprach zunächst einmal, einige Voruntersuchungen durchzuführen, ob es sich lohnen würde, mit Vitamin B17 größere Untersuchungsreihen zu absolvieren. Er war skeptisch, ein typischer Wissenschaftler eben.

Diese Voruntersuchungen fielen dann aber überragend positiv aus. Aufgrund der guten Ergebnisse dieser Zellkultur-Testreihen wird in den nächsten drei Jahren eine Forschungsgruppe an der Universitätsklinik die Wirksamkeit tief greifend weiter wissenschaftlich erforschen. So ist momentan der Stand der Dinge.

Brigitta M.
Wir sind außerordentlich glücklich darüber und finden, dass uns unsere Absicht, mit dem Stiftungsgeld Positives zu bewegen, gelungen ist.

Herausgeberin
Wegen Ihrer Bescheidenheit muss ich hinzufügen, dass Sie neben dem Stiftungsgeld ihrer Stiftung der Vitamin-B17-Forschung zusätzlich eine private Spende in einer sechsstelligen Euro-Summe zukommen ließen.

Brigitta M.
Ja, das war notwendig geworden, weil mit den Mitteln, die durch die Stiftung zur Verfügung standen, ein so großes Forschungsprojekt nicht hätte realisiert werden können.

Herausgeberin

Das ist eine spannende Geschichte, und wir alle sind neugierig, wie die weiteren Ergebnisse der Untersuchungen ausfallen werden. Bei aller Freude, dass es so couragierte und mutige Menschen gibt wie Sie, die ihr Vermögen als Verantwortung gegenüber der Gemeinschaft betrachten, so stimmt es mich trotzdem traurig, wenn ich an die vielen Millionen von Euro denke, die von gutgläubigen Menschen regelmäßig an die Krebsstiftungen gespendet werden, und dass mit diesem vielen Geld so wenig, man kann sagen, gar keine Forschung außerhalb der Schulmedizin betrieben wird.

Es ist beschämend, sich vorstellen zu müssen, dass all dieses Leid, das durch die Krebserkrankung verursacht wird, vielleicht schon jetzt effektiv und erfolgreich behandelbar wäre, wenn nur vergleichsweise wenige Mittel aufgewendet würden und Vitamin B17 endlich richtig erforscht werden würde.

Und sollten wir recht behalten, und davon gehen wir alle aus, die mit diesem Projekt zu tun haben, dass die Vitamin-B17-Therapie der entscheidende Durchbruch bei der Bekämpfung von Krebs ist, dann hat in diesen Wochen tatsächlich eine Welt ohne Krebs begonnen. Ein wirklich großer Moment.

Ich freue mich besonders darüber, dass Sie die ersten Ergebnisse der Untersuchungen, welchen Einfluss das Vitamin B17 auf das Krebswachstum beziehungsweise auf die Hemmung des Krebswachstums hat, unseren Lesern zur Verfügung stellen.

Ich wünsche Ihnen für Ihre Stiftungsarbeit weiterhin viel Erfolg und, was das Wichtigste ist, weiterhin beste Gesundheit.

Vielen Dank für das Gespräch.

Anmerkung des Herausgebers:

Warum anonymisieren wir die Namen der an der Studie beteiligten Wissenschaftler, der Universitätsklinik wie auch der Stiftungsgründer?

Leider befürchten alle Beteiligten eine akute Gefährdung des Projektes, wenn der Inhalt und die Absicht frühzeitig bekannt würden. Bei einer wirksamen Krebstherapie, die nicht im Interesse der Pharmaindustrie und damit der offiziellen Medizin ist und wissenschaftlich bewiesen werden könnte, rechnen wir mit Schwierigkeiten jeglicher Art und die Beteiligten sehen die reale Gefahr, dass das Projekt nicht frei und unabhängig durchgeführt werden kann.

Ergebnisse einer wissenschaftlichen Untersuchung über die Wirksamkeit von Vitamin B17 an Zellkulturen

Die ersten Untersuchungen erfolgten an menschlichen Krebszellkulturen. Hierbei handelt es sich um Prostatakrebszellen, um Nierenkrebszellen und um Blasenkrebszellen.

Diese Zellen wurden ursprünglich Patienten entnommen und durch spezielle Verfahren in Nährstofflösungen vermehrt. Es handelt sich um die gleichen Zellarten, die auch bei wissenschaftlichen Untersuchungen der Pharmaindustrie angewendet werden.

Gibt man diesen Zellkulturen eine bestimmte Substanz hinzu, kann das Verhalten der Zellen sehr genau studiert werden.

Bei der Suche nach einem Medikament, das das Krebswachstum hemmen kann, wird die Anzahl der abgestorbenen Zellen in der Kultur gemessen. Sterben also in kurzer Zeit viele Tumorzellen ab, ist das ein recht genauer Hinweis und gleichzeitig auch ein Messinstrument, um die Wirksamkeit des zukünftigen Medikamentes gegen den Krebs sehr exakt messen zu können.

Im Falle der Vitamin-B17-Forschung wurden die Zellkulturen mit dem Vitamin B17 behandelt.

Bei einer therapeutischen Dosis, das heißt, wenn die Dosierung so gewählt wird, wie sie bei der tatsächlichen Behandlung angewendet wird, starben innerhalb von nur drei Tagen durchschnittlich mindestens zwei Drittel der Krebszellen ab.

Am besten wirkte das Vitamin B17 bei Prostatakrebs. Das bestätigt auch die Beobachtung verschiedener Ärzte, die Vitamin B17 anwenden und beobachten konnten, dass der Prostatakrebs besonders gut auf die Vitamin-B17-Therapie anspricht.

Aber auch der Blasenkrebs verlor zu 65 % seiner bösartigen Aktivität. Das ist ein außerordentlich gutes Ergebnis.

Der Nierenkrebs, der in der kleinen Versuchsreihe an dritter Stelle abgeschnitten hat, war eine besonders bösartige und aggressive Form. Dieser Krebs ist so schnell wachsend, dass er, wenn er nicht behandelt wird, bereits nach drei Tagen das Sechsfache an Größe zugenommen hätte. Immerhin starben auch bei diesem aggressiven Zelltyp am dritten Tag schon 60 % der Krebszellen ab.

Unter dieser Voraussetzung ist das Ergebnis der Vitamin-B17-Behandlung spektakulär gut.

Für das bessere Verständnis der Studie muss man Folgendes wissen.

Warum sind am dritten Tag zwar zwei Drittel der bösartigen Zellen abgestorben, aber doch nicht alle?

Das hat folgenden Grund.

Würden in sehr kurzer Zeit alle Zellen absterben, muss davon ausgegangen werden, dass es sich bei der Substanz um ein Gift handelt, das auch gesunde Zellen und vielleicht den ganzen Körper angreift.

Eine andere Variante wäre, dass die Zellkultur an den ersten beiden Tagen unbeeinflusst bleibt, aber dann am dritten Tag ein starkes Absterben der Zellen beginnt. Dieses Szenario wäre ein Hinweis darauf, dass die zu untersuchende Substanz bis zu einer bestimmten Dosis völlig harmlos und damit unwirksam ist, dann aber beim Erreichen einer höheren Dosis eine starke Giftwirkung erzielt.

Beide Szenarien wären nicht wünschenswert, denn das eine ist ein Hinweis auf eine starke Giftwirkung, und das andere ist das Reaktionsbild einer Substanz, die bei einer bestimmten Konzentration zu einem Zellgift wird.

Bei Vitamin B17 war das nicht der Fall.

Wir können ganz deutlich sehen, dass das Vitamin B17 ganz kontinuierlich und gleichmäßig zu einer Reduktion der Krebszellen führt.

Eine gute Arzneiwirkung, nämlich nur auf die Krebszellen einwirkende Kraft, ist dann vorhanden, wenn kontinuierlich ein Absterben der Krebszellen erreicht wird. Bei diesem Experiment war das der Fall.

Nachfolgend können Sie die Ergebnisse in grafischen Darstellungen einzeln betrachten.

Zur Veranschaulichung haben wir Petrischalen gewählt, die das Ausmaß des Rückgangs der Krebszellen am besten und am realistischsten darstellen.

Prostatazell-Karzinom:

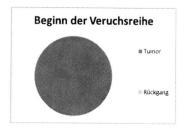

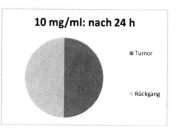

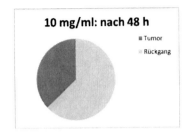

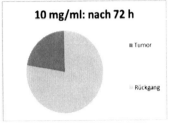

Nierenzell-Karzinom:

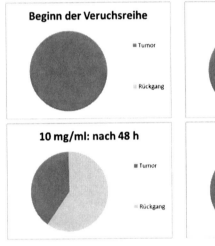

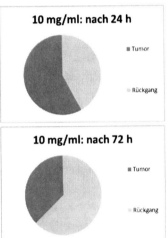

Blasenzell-Carcinom:

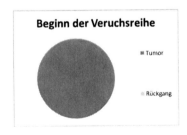

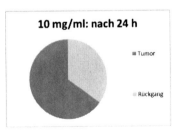

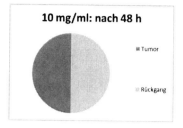

10 mg/ml: nach 48 h

■ Tumor

▦ Rückgang

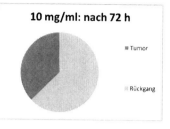

10 mg/ml: nach 72 h

■ Tumor

▦ Rückgang

Und sie (die Erde) bewegt sich doch.

hat **Galileo Galilei** beim Verlassen des Gerichtssaals gemurmelt, nachdem seine Forschungsergebnisse, dass sich die Erde um die Sonne bewegt, von der offiziellen Wissenschaft nicht anerkannt wurden.

Und Vitamin B17 wirkt!

Schon in den Sechzigerjahren gab es mehrere Dutzend veröffentlichte wissenschaftliche Artikel berühmter Ärzte, die Vitamin B17 in der Behandlung ihrer eigenen Patienten angewendet hatten und zu dem Schluss gekommen waren, dass Vitamin B17 in der Krebsbehandlung sowohl unbedenklich als auch hochwirksam ist.

Da ist zum Beispiel Dr. Nieper aus Deutschland, der leitende Chefarzt der Paracelsus Klinik am Silbersee in Hannover.
Von ihm stammt das Konzept der Mineraltransporter, die ein ganz wesentlicher Bestandteil der modernen Vitamin-B17-Therapie von heute sind.
Er behandelte Abertausende Krebspatienten und war im In- und Ausland so berühmt, dass private Chartermaschinen aus den USA mit Patienten in Hannover landeten, die in der Silberseeklinik behandelt werden wollten.
Er sagte bei einem Besuch während einer Pressekonferenz in den Vereinigten Staaten vor Journalisten:
Nachdem ich mich 20 Jahre lang dieser hoch spezialisierten Arbeit als Krebsarzt gewidmet habe, muss ich feststellen, dass die nichttoxischen Nitriloside, also Vitamin B17, anderen bekannten Behandlungs- oder Vorbeugungsmaßnahmen gegen Krebs weit überlegen sind.

...Meiner Meinung nach ist Vitamin B17 die einzige verfügbare Methode gegen den Krebs, diese Krankheit wirklich in den Griff zu bekommen.

Der in Kanada lebende Dr. Bouizane aus Canada und für die Chemotherapie verantwortliche Chefarzt einer großen onkologischen Klinik in Montreal äußerte sich nach den ersten wissenschaftlichen Versuchsreihen über die Wirksamkeit von Vitamin B17 folgendermaßen:

... Uns liegt in jedem Fall eine histologische Diagnose vor. Wir haben keinen Fall aufgenommen, in dem kein histologischer Krebsbefund vorlag.

.. In unserer Untersuchung bestand für einige Fälle im Endstadium so wenig Hoffnung, dass sie nicht einmal die Menge Vitamin B17 erhielten, die unserer Meinung nach die Basisdosis bilden sollte. Die meisten Fälle konnten jedoch mit einer Erhaltungsdosis das Krankenhausbett verlassen, und einige haben innerhalb dieser kurzen Zeit ihre normale berufliche Tätigkeit wieder aufgenommen.

Dr. Navarro, ein auf den Philippinen praktizierender Professor für innere Medizin und Chirurgie und anerkannter internationaler Krebsforscher und Verfasser von über 100 bedeutenden wissenschaftlichen Artikeln, beschrieb seine Erfahrung mit Vitamin B17 folgendermaßen:

Ich bin seit 18 Jahren in der Onkologie spezialisiert. Ebenso lange verwende ich Vitamin B17 bei der Behandlung meiner Krebspatienten. In diesen 18 Jahren habe ich insgesamt über 5000 Patienten mit verschiedenen Darreichungsformen von Vitamin B17 behandelt, unter anderem oral und intravenös. Die Mehrzahl meiner mit Vitamin B17 behandelten Patienten befanden sich bei der Behandlung im Endstadium ...

… Als praktizierender Onkologe und Wissenschaftler in diesem Bereich vertrete ich die klinisch begründete Auffassung, dass sich mit dem Einsatz von Vitamin B17 bei der Behandlung von Patienten mit Krebs im Endstadium sehr wichtige und ermutigende Ergebnisse erzielt haben und dass diese Ergebnisse den von mir mit Standardzytostatika (Chemotherapie) erzielten Ergebnissen mindestens vergleichbar oder weit überlegen waren.

Dr. Contreras, ein seit über 35 Jahre in Mexiko praktizierender Arzt, der sich ausschließlich mit der Behandlung von Vitamin B17 beschäftigt hatte und über mehrere Tausend Krebspatienten-Erfahrungen mit der Behandlung mit Vitamin B17 sammeln konnte, fasste seine Erfahrungen so zusammen:
Mit signifikanter Häufigkeit beobachtete ich in etwa 15 % der sehr fortgeschrittenen Fälle einen Stillstand der Krankheit oder sogar eine Rückbildung bis hin zum Verschwinden des Tumorgewebes.

Der in Japan praktizierende Arzt Dr. Sakai veröffentlichte einen Artikel über seine Erfahrung mit Vitamin B17 in einer medizinischen Fachzeitschrift:
In der Anwendung bei Krebspatienten zeigt sich Vitamin B17 als völlig nebenwirkungsfrei, und ich möchte behaupten, dass kein Krebsmittel so rasch eine Verbesserung bei Krebspatienten herbeigeführt hat wie Vitamin B17.
… Es muss nicht erwähnt werden, dass Vitamin B17 den Krebs unter Kontrolle bringt und an jeder befallenen Stelle wirksam bekämpft.

Prof. Dr. Guidetto, Chefarzt einer großen onkologischen Klinik aus Italien, berichtete auf einem internationalen Krebskongress über seine Erfahrungen mit der Behandlung von Krebspatienten mit Vitamin B17:

In manchen Fällen war zu beobachten, wie eine Ansammlung von stürmisch wachsenden, blumenkohlartigen Neoplasmen (Krebsgeschwulst) sich sehr rasch auflöste.

Es war auf dem Röntgenbild eine Rückbildung der Krebsgeschwulst bzw. der Metastasen direkt zu beobachten ...

Die meisten dieser praktizierenden Ärzte berichten unabhängig voneinander, dass Patienten in der Regel eine Reihe bedeutende Nebenwirkung zeigten, die durchaus als positiv zu betrachten sind. Dazu gehörten die Normalisierung des Blutdrucks bei Bluthochdruckpatienten, besserer Appetit, eine Zunahme der roten Blutkörperchen und vor allem ein Abklingen der Schmerzen auch ohne Schmerzmedikamente.

Dr. Binzel, ein in den USA praktizierender Arzt, der mit Vitamin B17 viele Erfahrungen sammelte und diese in einem interessanten Buch veröffentlichte, unterzog seine Patienten einer genauen statistischen Untersuchung. In seiner Studie ging es um 108 Patienten mit insgesamt 23 verschiedenen Arten von Krebs.

In einem Zeitraum von 18 Jahren sind von 108 Patienten mit metastasierendem Krebs 76 nicht an dieser Krankheit verstorben (eine Erfolgsquote von 70,4 %).

... Wenn man nur die Patienten berücksichtigt, die fünf und mehr Jahre überlebten, bedeutet dies, dass die von mir erzielten Überlebensraten um 287 % besser waren als die der American Cancer Society für die Behandlung von metastasierendem Krebs durch ausschließlich schulmedizinische Methoden.

Neben diesen Berichten der Ärzte über die bei der Behandlung von Menschen erzielten Ergebnisse zeigten auch mindestens fünf sorgfältig kontrollierte Experimente an Mäusen die eindeutig krebshemmende Wirkung von Vitamin B17.

Wenn wir uns diesen Laborberichten über die Erforschung des Vitamins B17 als Medikament zuwenden, sind die Ergebnisse sehr überzeugend und bestätigen die Erfolge bei der Krebstherapie in der Klinik.

Dr. Burk, Direktor der Abteilung für Zellchemie des National Cancer Institute **Bethesda in den Vereinigten Staaten,** berichtete, dass in einer Reihe von Versuchen mit tierischem Gewebe das Vitamin B17 keine Schäden an gesunden Zellen verursachte, bei einem Kontakt aber mit Krebszellen so viel Blausäureverbindung und Benzaldehyd freigesetzt wurde, dass keine dieser Zellen in der Lage war zu überleben.

Das bedeutet, alle Krebszellen starben unter Laborbedingungen ab, während die gesunden Zellen überhaupt keinen Schaden nahmen.

Wenn man einer Krebskultur unter dem Mikroskop Vitamin B17 hinzufügt und gleichzeitig das Enzym Glucosidase vorhanden ist, kann man dabei zusehen, wie die Krebszellen sterben wie die Fliegen.

Auf einem Chemotherapiekongress erklärte Dr. Burk:

Vitamin B17 scheint gegen viele Arten von Krebs einschließlich Lungenkrebs wirksam zu sein. Und es ist absolut nicht giftig.

… Versuche an verschiedenen Zellkultur-Krebsarten zeigten, dass Cyanid allein 1 %, Benzaldehyd allein 20 % der Krebszellen zerstörten, eine Kombination der beiden jedoch alle Zellen abtöteten.

Bei Hinzufügung von Glucosidase (das von den Krebszellen selbst gebildete Spaltenzym) bewirkte auch Vitamin B17 die Zerstörung von 100 % der Krebszellen, da dabei dieselben zwei chemischen Substanzen freigesetzt wurden.

Von einer weiteren Versuchsreihe berichtete Dr. Burk, dass Vitamin B17 die Überlebensdauer von Ratten mit Krebs im

Vergleich zu einer nicht geimpften Kontrollgruppe über 80 % verlängerte.

Es ist jedem freigestellt, sich seine eigene Meinung über solche Tierversuche zu bilden, doch zeigen die wenigen wirklich bis zu Ende durchgeführten Versuche an Zellpopulationen und auch diese Tierversuche sehr beeindruckend, wie stark die Wirkung der Kombination aus Benzaldehyd und der Cyanidverbindung ist, die bei der Freisetzung von Vitamin B17 durch das Spaltenzym Glucosidase in den Krebszellen entstehen.

Abschließend soll noch einmal der Wissenschaftler Dr. Burk zu Wort kommen:

Wenn Vitamin B17 wirkt, dann wirkt es..

Dr. Richard Burk, USA

Anleitung zur Selbsthilfe

In der Regel werden bei den meisten Patienten die konventionellen Therapieverfahren der Schulmedizin wie Operation, Bestrahlung und Chemotherapie eingesetzt.

Diese Behandlungsmethoden belasten und schädigen den Körper.

Die folgende Therapieempfehlung ist die wirksame Quintessenz aus den Erkenntnissen der Vitamin-B17-Krebstherapie zum Schutz der gesunden Zellen und zur Schwächung der Krebszellen.

Sie ist leicht zu Hause durchführbar und kostet nicht viel Geld und Zeit. Aber es lohnt sich.

Alle Maßnahmen greifen gezielt in den gestörten Zellmechanismus ein, der ein ungehindertes Ausbreiten der Krebszellen ermöglicht, und sie sind nach unserer Auffassung die wirkungsvollsten Therapieverfahren gegen den Krebs, die schon vielen Tausend Menschen in der ganzen Welt geholfen haben.

Helfen Sie sich selbst.

Basistherapie zur Tumorreduzierung – ein Selbsthilfeprogramm

1. Die Vitamin-B17-Therapie

Den größten Gehalt an Vitamin B17 hat der innere, weiche Kern der Aprikose. Er enthält 8 Vol.-% Vitamin B17 auf natürliche

Weise. Kein Nahrungsmittel ist ergiebiger als der Aprikosenkern.

Sie müssen sich langsam an eine höhere Dosis herantasten, das heißt, sie beginnen täglich mit 2 Aprikosenkernen aus biologischem Anbau und steigern sie allmählich (2 Kerne pro Tag).

Leider verträgt nicht jeder Patient die puren Aprikosenkerne. Dabei handelt es sich nicht um eine Giftwirkung des Cyanids, wie oft behauptet wird, sondern eher um eine Unverträglichkeit der ätherischen Öle, die ebenfalls in den Aprikosenkernen enthalten sind.

Dann muss auf den Verzehr der Aprikosenkerne verzichtet werden und sofort mit Vitamin-B17-Kapseln oder Tropfen therapiert werden.

Dazu bitten Sie Ihren behandelnden Arzt, ein Rezept über Mandelonitril-ß-D-gentiobiosid 0,5 g auszustellen und Sie erhalten das Vitamin B17 in Kapseln oder als Tropfen, die bequem eingenommen werden können.

Es ist sinnvoll, die Vitamin-B17-Kapseln während des Essens zu schlucken, denn dann sind sie besonders wirksam. Die Dosis muss der Arzt festlegen.

Eine Selbsttherapie sollte nie mehr als 1 Kapsel pro Tag überschreiten.

Zur Vorbeugung, um keinen Krebs zu bekommen, genügen 2 bis 4 Kerne am Tag, dann haben Sie eine wirksame Nahrungsergänzung.

Ein Tipp:

Wenn Sie den Geschmack als zu bitter und unangenehm empfinden, empfehle ich Ihnen, die Kerne zu zermahlen und in die Nahrungsmittel unterzumischen. Hier ist Ihrer Fantasie keine Grenze gesetzt.

Eine medizinische Intensivkur mit hoch dosiertem Vitamin-

B17 kann nur von einem erfahrenen Arzt als Spritzen- oder Infusionskur durchgeführt werden. Die Dosis wird unter ärztlicher Aufsicht deutlich höher ausfallen.

Für die Hoch-Dosis-Therapie ist ein qualifizierter und gut ausgebildeter Arzt notwendig, der die Therapie zu jedem Zeitpunkt zu beherrschen gelernt hat.

Es ist ein erhebliches Maß an medizinischer Qualifikation und sehr viel praktische Erfahrung für den Therapeuten notwendig, um die Dosierungen für den Patienten zu verordnen, die für eine maximale Reduzierung der Krebszellen notwendig sind.

In sehr alten Rezeptsammlungen über die Anwendung einheimischer Heilpflanzen, die weit in die vergangenen Jahrhunderte zurückreichen, finden sich ganz beeindruckende Hinweise auf die krebsheilende Wirkung von Vitamin B17. Zu allen Zeiten war unseren Vorfahren die heilende Wirkung der einheimischen Vitamin-B17-Pflanzen bekannt, und so gibt es einen Heiltee, der diese Pflanzen zusammenfasst. Sie wachsen seit Anbeginn unserer Tage quasi vor unserer Haustür.

Wer keine Tabletten oder Tinkturen schlucken will, kann täglich diesen Tee trinken und versorgt sich auf diese Weise mit dem wichtigen Vitamin B17. Er lässt leider geschmacklich zu wünschen übrig.

Vitamin-B17-Teemischung
Rp.:
Rad. Ebuli . . . .
Cort. Sambuci nigri . . . .
Flor. Spiraeae ulm . . . .
Fruct. Sorbi aucupar . . . . aa ad 100,0
M. f. spec. D.S.: 2 Esslöffel mit 250 ml Wasser kalt ansetzen, einige Stunden ziehen lassen, danach 35 Minuten auf kleiner Flamme köcheln.

Ergänzend zum Tee muss noch ein Glas Aronia-Frischsaft getrunken werden. Die Aronia-Frucht, auch Apfelbeere genannt, ist die Vitamin-B17-haltigste Frucht und gleichzeitig enthält sie die wichtigen roten Farbstoffe, die Anthocyane. Bei den Anthocyanen handelt es sich um den roten Farbstoff, der in den meisten Beeren wie Heidelbeeren, Himbeeren, Johannisbeeren sowie in verschiedenen Gemüsesorten wie zum Beispiel in den Tomaten und in der Paprika vorhanden sind. Diese Substanz wurde recht gründlich untersucht und es konnte zweifelsfrei eine Antikrebswirkung nachgewiesen werden.

Die Kombination der Pflanzenwirkstoffe des Tees und die Wirkstoffe der Apfelbeere verstärken ihre Wirkung gegenseitig bis auf das Zehnfache.

2. Die Enzymtherapie

Eine große Bedeutung für die Vitamin-B17-Krebstherapie kommt der Enzymtherapie zu. Neben einer enzymhaltigen natürlichen Ernährung und einer Diät, die die natürliche Enzymproduktion der Bauchspeicheldrüse anregt, ist eine zusätzliche Aufnahme von entsprechenden Enzympräparaten erforderlich.

Enzyme enttarnen die Krebszelle und ermöglichen so, dass das körpereigene Immunsystem die Krebszellen erkennt und zerstört.

Das ist einer der wesentlichsten und bedeutendsten Schlüssel zur Heilung einer Krebserkrankung.

In deutschen Apotheken ist das Präparat Wobe-Mucos rezeptfrei erhältlich. Es enthält die für die Krebsbehandlung wichtigen Enzyme **Trypsin** und **Chymotrypsin**.

Nehmen Sie zum Schlafen mindestens 5 Tabletten ein und versuchen Sie, vor dem Zubettgehen so lange wie möglich nüchtern zu bleiben.

Die Menge kann noch gesteigert werden, da der Anteil an den wichtigen Enzymen nicht so hoch ist, wie wir für die Vitamin-B17-Krebstherapie benötigen.

Wenn Sie weniger Tabletten nehmen wollen, dann besorgen Sie sich aus dem Ausland das Präparat **Megazyme forte**; es enthält deutlich mehr Enzyme pro Tablette.

Eine Intensivierung der Enzymtherapie ist bei einer fortgeschrittenen Erkrankung unbedingt erforderlich.

Dann sind Einläufe mit Enzymlösungen an fünf aufeinanderfolgenden Tagen erforderlich.

Das geht folgendermaßen:

Sie kaufen in der Apotheke das Präparat Cotazym 20.000. Das ist ein sehr hochkonzentriertes Präparat aus Bauchspeicheldrüsen-Enzymen.

Es besteht aus einer äußeren Hülle, die Kapsel, und viele kleine Kügelchen, sogenannte Pellets. Diese Pellets sind die aktiven Enzyme, geschützt durch eine harte Hülle. Dieser Schutz dient eigentlich dazu, die Enzyme vor der Magensäure zu schützen, wenn man das Präparat schluckt.

Wir wollen aber eine Lösung für die Herstellung eines Minieinlaufs, eines Klistiers, herstellen. Dazu brauchen wir den Säureschutz nicht.

Deshalb muss der Inhalt von 2 Kapseln in ein Glas kaltes Wasser gegeben und mindestens 24 Stunden stehen gelassen werden.

Danach gießen Sie die jetzt milchig trübe Flüssigkeit durch ein Sieb, damit die Pellets im Sieb bleiben und die Flüssigkeit frei von Rückständen ist.

Sie haben jetzt hochkonzentrierte, aktive, gelöste Enzyme, die nur als Einlauf verwendet werden dürfen.

Für den Enzymeinlauf brauchen Sie einen Klistierball mit einem ungefähren Fassungsvermögen von 150 ml. Diese Bälle gibt es in der Apotheke oder im medizinischen Fachhandel.

Die selbst hergestellte Enzymlösung wird jetzt vorsichtig erwärmt, bis sie Körpertemperatur erreicht hat.

Hier ist größte Sorgfalt notwendig. Die Flüssigkeit darf nicht über 38,0 °C erwärmt werden, dann sind die Enzyme kaputt. Bitte ganz langsam unter ständigem Umrühren erwärmen, bis ca. 36,0 °C erreicht sind.

Die Enzymlösung wird jetzt in den Klistierball gegeben und in den Enddarm appliziert (bitte die Gebrauchsanweisung des Herstellers des Klistierballs lesen).

Versuchen Sie, 10 Minuten die Flüssigkeit festzuhalten; danach können Sie auf die Toilette gehen.

In dieser Zeit werden die aktiven Enzyme von der Darmschleimhaut aufgenommen und gelangen so direkt ins Blut.

Bitte Vorsicht bei allen Patienten mit Enddarmerkrankungen! In diesen Fällen müssen sie den Rat eines Arztes hinzuziehen.

3. Die Ernährungstherapie

Die beschriebene Diät ist einfach und hochgradig wirksam. Leider befinden sich die meisten Patienten durch die Krebserkrankung in keinem guten Ernährungszustand. Es treten häufig Gewichtsverlust und Appetitlosigkeit auf, die das Allgemeinbefinden stark einschränken. Dann ist von einer gezielten Ernährungstherapie unbedingt abzuraten und jede Art der Ernährungsumstellung mit einem erfahrenen Arzt abzustimmen.

Teerezeptur zur Anregung des Appetits
Rp.:
Rhiz. Calami **10,0**

Herb. Nasturtii. . . . .
Herb. Euphrasia. . . . . aa 15,0
Herb. Majoranae . . . .
Herb. Cochleariae . . . .
Herb. Fumariae . . . . aa 20,0
M. f. spec. D.S.: 2 Esslöffel mit 250,0 ml kochendem Wasser übergießen und 15 Minuten ziehen lassen, abgießen, 20 Minuten vor dem Essen eine halbe Tasse trinken.

Es darf zu keiner zusätzlichen Schwächung des Organismus führen. Dann hätten wir das Gegenteil von dem erreicht, was wir eigentlich wollen, nämlich eine Stärkung des ganzen Körpers für den Kampf gegen den Krebs.

Das Ernährungskonzept gilt also nur für geeignete Patienten.

In der ersten Zeit – mindestens drei Wochen – muss unter allen Umständen auf alle Lebensmittel verzichtet werden, die tierischen Ursprungs sind.

Ich betone hier nochmals: tierischen Ursprungs, also auch Milchprodukte.

Tierisches Eiweiß verbraucht die eiweißspaltenden Enzyme im Darm, sodass nicht mehr genügend Enzyme in das Blut gelangen können, die so dringend zur Krebsabwehr gebraucht werden.

Auch die sonst so wichtige Öl-Eiweiß-Diät nach Budwig muss für diese Zeit unterbrochen werden.

Um den Körper mit den so wichtigen Fettsäuren zu versorgen, können täglich zwei bis drei Esslöffel Oleolux unter die Speisen, hier vor allem unter das gekochte oder gedünstete Gemüse gemischt werden (nicht mehr erhitzen).

Das Oleolux kann aber auch als schmackhafter Brotaufstrich verwendet werden. Das entsprechende Rezept finden Sie im Anhang.

Um einen möglichst hohen Gehalt an natürlichem Vitamin B17

in der täglichen Nahrung zu erreichen, sind vor allem Nahrungsmittel, die sehr viel Vitamin B17 enthalten, auszuwählen. Eine Liste über diese Nahrungsmittel finden Sie im Anhang. Es bleibt Ihrer Kreativität und Fantasie überlassen, daraus schmackhafte Gerichte zuzubereiten.

Morgens soll nüchtern ein Glas Sauerkrautsaft oder Kanne-Brottrunk genommen werden. Diese Getränke müssen mindestens 1:1 mit Wasser verdünnt werden, sonst sind sie zu sauer und führen zu Übelkeit.

Die darin enthaltene rechtsdrehende Milchsäure sorgt für eine kräftige Entgiftung und Entsäuerung des ganzen Körpers.

Diese Milchsäure-Kur muss aber ohne Unterbrechung mindestens 30 Tage lang durchgeführt werden, da nur durch die konsequente Einnahme ein therapeutischer Effekt erzielt werden kann.

Um den Körper mit wichtigen pflanzlichen Enzymen zu versorgen, soll täglich jeweils eine halbe Papaya und eine halbe Ananas in den Ernährungsplan eingebaut werden.

Nach mindestens drei Wochen strenger, von tierischem Eiweiß freier Ernährung kann der Speiseplan etwas gelockert und zweimal pro Woche eine kleine Fischmahlzeit hinzugenommen werden.

Besser ist es natürlich, diese Kur über längere Zeit beizubehalten.

Während der ganzen Zeit soll ein halber Liter Tee getrunken werden.

Rp.:
Herb. Millefolii **20,0**
Rad. Taraxaci c. Herb **20,0**
Fol. Trifolii fibrini **20,0**

Herb. Agrimonii 20,0
Rad. Bardanae 20,0
Fruct. Foeniculi 15,0
M. f. spec.
D.S.: 1 Esslöffel auf einen halben Liter kochendes Wasser, 15
Minuten ziehen lassen.

4. Immuntherapie

Für eine Immuntherapie brauchen Sie die Unterstützung eines
erfahrenen Arztes oder Heilpraktikers.
Von allergrößter Bedeutung für den Erfolg der Krebstherapie
bis zur Wiedererlangung der vollständigen Gesundheit ist die
immunstärkende Therapie mit Zellen, allgemein auch als **Thy-
muskur** bekannt.
Die Thymusdrüse ist das einzige Organ, das in der Lage ist,
den Krebs vollständig zu eliminieren, weil sie die wichtigen T-
Lymphozyten bildet.
Hierzu braucht sie alle Unterstützung.
Eine Thymus- und Milzzelltherapie ist unabdingbar.
Noch wirkungsvoller sind **Thymus-** und **Immunkuren** mit
Frischzellzubereitungen. Fragen Sie bei Ihrem Arzt nach.
Zu Hause beginnen Sie bitte mit einer Vitamin-Immunkur.
Hierbei spielt das Vitamin C eine Schlüsselrolle.
Verwenden Sie bitte kein Ascorbinsäure-Pulver, da dieses zu
sauer ist und den Körper unnötig belastet.
In der Apotheke oder preiswerter im Internet erhalten Sie hoch
dosierte gepufferte **Vitamin-C-** und **Multivitamin**-Präparate.
Um einen Immuneffekt zu erreichen, benötigen Sie mindestens
2000 mg Ester-Vitamin C.
Die Dosis muss über den Tag verteilt genommen werden.

Für die Einnahme hoch dosierter Multivitamintabletten informieren Sie sich bitte über die Qualität und Menge. Bitte beachten Sie, dass ein therapeutischer Effekt nur durch eine ausreichend hohe Dosierung erzielt wird.

Des Weiteren sind **Zinkorotat** und **Selen** wichtig. Die Mengenangaben finden Sie auf den folgenden Seiten.

Begleitende Therapie während einer Chemotherapie

Da die Chemotherapie nicht nur die Krebszellen angreift, sondern für alle sich schnell teilenden Zellen ein Gift ist, müssen die gesunden Zellen besonders geschützt werden.

Zusätzlich zu der Schädigung gesunder Zellen kommt es zu einem massiven Verlust der Widerstandsfähigkeit des Immunsystems.

Hierfür müssen entsprechende Vorsorgemaßnahmen getroffen werden:

Cefasel (300 mcg) . . . . 1 Tablette (bitte Rücksprache mit einem Arzt halten)

Zink-Orotat 40 POS . . . . 3 Tabletten

Inzelloval . . . . 3 Tabletten

Milgamma protekt . . . . 2 Tabletten

Vitamin D3 . . . . 2000 IE (ausgenommen Schwangere und Stillende, bitte Rücksprache mit einem Arzt halten)

Vitamin A als Beta-Carotin . . 50 mg

Zusätzlich zur Immunstärkung soll mindestens 1 Liter Tee der folgenden Zusammensetzung getrunken werden:

Rp.:

Flor. Sambuci . . . .
Flor. Tiliae . . . .
Herb. Veronicae . . . . aa 25,0
Fruct. Juniperi . . . .
Stipit. Dulcamarae . . . .
Herb. Equiseti . . . .
Fol. Betulae . . . . aa 20,0
Fruct. Petroselini . . . .
Herb. Herniariae . . . .
Fol. Myrtilli . . . .
Herb. Violae tricol. . . . . aa 15,0
M. f. spec.
D.S.: 3 gehäufte Esslöffel auf 1 Liter kochendes Wasser, 20 Minuten ziehen lassen, in kleinen Portionen verteilt über den Tag trinken.

Wichtig:

Sie werden immer wieder von Ihrem Onkologen die Warnung hören, dass eine Begleittherapie mit Vitaminen die Wirkung der Chemotherapie abschwächen würde.

Das ist nur zum Teil richtig.

Bei der Chemotherapie handelt es sich unter anderem um eine oxidative Therapie.

Um keine Wechselwirkungen mit der Chemotherapie zu riskieren, muss 48 Stunden vor und danach auf alle Vitamine, Mineralien und Enzyme verzichtet werden.

Oft sind aber die Abstände zwischen den Chemotherapiebehandlungen groß genug, um die Vitamin- und Mineralkur fortzusetzen.

Dann ist der Begleiteffekt besonders gut, da erfahrungsgemäß die Chemotherapie viel besser vertragen wird und unserer Meinung nach auch besser wirkt.

Dr. Nieper sagte immer:

„Die Chemotherapie wirkt mit dem Rückenwind der Vitamin-B17-Kur besser."

Begleittherapie während einer Bestrahlungstherapie

Während der Bestrahlungstherapie werden trotz punktgenauer Bestrahlungsfelder die umliegenden gesunden Zellen, ja der gesamte Körper einer starken radioaktiven Strahlung ausgesetzt. Es gilt, während dieser Zeit die gesunden Zellen maximal vor den toxischen Strahlen zu schützen.

Während des gesamten Zeitraums der Bestrahlungstherapie ist folgendes Schutzprogramm notwendig:

Kaliumjodid . . . . 131 µg Tabletten (vor Einnahme unbedingt Rücksprache mit einem Arzt halten)

Calcium EAP . . . . 6 Tabletten

Inzelloval . . . . 3 Tabletten

Panthenol . . . . 200 mg

Vitamin A als Beta-Carotin . . 50 mg

Vitamin C (gepuffert) . . . . 2000 mg

Vitamin B 3 (Nicotinamid) . . 400 mg

Vitamin E . . . . 1000 mg

Zusätzlich muss mindestens 1 Liter Tee der folgenden Zusammensetzung getrunken werden:

Rp.:

Herb. Gentianae robert. 40,0

Herb. Lycpodii . . . .

Herb. Millefolii 20,0

Herb. Spiraeae ulm . . . .
Rad. Bardanae . . . . aa ad 120,0
M. f. spec. D.S.: 3 gehäufte Esslöffel auf 1 Liter kochendes Wasser, 20 Minuten ziehen lassen, die ganze Menge über den Tag verteilt trinken.

Während einer Bestrahlungsbehandlung kann unbedenklich die Kur fortgesetzt werden, es sei denn, es treten Beschwerden im Magen- und Darmbereich auf.

Begleittherapie vor und nach einer Operation

In der Zeit vor und nach einem chirurgischen Eingriff kommt es für den Körper darauf an, so viel Kollagengewebe wie möglich zur Heilung der Operationswunden zu produzieren.
Hierfür ist ein extremer Mehrbedarf an Baustoffen erforderlich. Die Wundheilung wird extrem verbessert, wenn folgende Vitamine während der Krankenhauszeit und 14 Tage danach eingenommen werden:

Vitamin C (gepuffert) . . . . .3000 mg (über den Tag verteilen)
Zinkorotat . . . . .80 mg
Vitamin A (in Form von Beta-Carotin) . . . 50 mg
Calcium EAP . . . . .3 Tabletten
Vitamin D3 . . . . .2000 IE (ausgenommen Schwangere und Stillende, bitte Rücksprache mit einem Arzt halten)
Frubiase calcium forte . . . .1 Trinkampulle
Bromelain POS . . . . .6 Tabletten (erst am fünften Tag nach dem Eingriff beginnen)

Folgender Tee ist für die Wundheilung hilfreich:

Rp.:

Herb. Violae tricolor........ 15.0
Herb. Urticae.............. 20.0
Herb. Bursae pastor 20,0
Stipit. Dulcamarae 20,0
Herb. Veronicae........... 30,0
M. f. spec. D.S.: 2 gehäufte Esslöffel auf 250 ml kochendes
Wasser geben, 15 Minuten ziehen lassen, die ganze Menge
vormittags trinken.

Folgeerkrankungen von schulmedizinischen Behandlungen

Eine sehr häufig auftretende Nebenwirkung der Bestrahlungs-
und Chemotherapie ist eine massive Schädigung der Darmschleimhaut. In der Phase der Regeneration bedarf die Darmschleimhaut ganz besonderer Nährstoffe:

Panthenol................ 400 mg
Vitamin A als Beta-Carotin.. 75 mg
Vitamin B 3 (Nicotinamid) .. 400 mg
Vitamin B 2 (Riboflavin) .... 50 mg
Vitamin B 12 .... 3000 mcg (als Injektion erfor-
derlich, vorher Blutkontrolle)
Zink-Orotat 40 mg POS .... 2 Tabletten
Calcium EAP .... 6 Tabletten
Phosetamine.............. 3 Tabletten
Perenterol Forte........... 6 Kapseln

Achtung: Mit der sonst so wichtigen Vitamin-C-Dosis für we-
nigstens zwei Wochen aussetzen. Für eine regelmäßige Flüssig-
keitszufuhr sorgen.

Folgender Tee unterstützt die Regenration der Darmschleimhaut:

Rp.:
Rhiz. Calami 100.00
D.S.: 2 Teelöffel auf eine kleine Tasse kaltes Wasser geben, über Nacht stehen lassen, am nächsten Morgen durch ein Sieb gießen, 7 Schluck über den Tag verteilt davon trinken, nicht mehr erwärmen.

Eine weitere unerwünschte Nebenwirkung der Chemotherapie ist die Schädigung des Herzmuskels. Deshalb sollte schon während der Chemotherapiezeit, falls dieses Risiko besteht (bitte bei dem Onkologen nachfragen), zum Schutz des Herzmuskels folgender Tee getrunken werden.

Rp.:
For. Convallariae 10,0
Herb. Equiseti 20,0
Herb. Polygoni avic 30,0
Flor. Crateagi oxycant 50,0
M. f. spec. D.S.: 1 Teelöffel mit einer Tasse kochendem Wasser übergießen, 3 Minuten ziehen lassen, schluckweise die gesamte Menge über den Tag verteilt trinken.

Und wenn du nur ein Leben rettest – es ist, als rettest du die ganze Welt.

Talmud

Patientenberichte von Heilungsverläufen

Sehr geehrte Frau Helène
Ich freue mich, Ihnen mitteilen zu können, dass von meinem Blasenkrebs, dank der Vitamin-B17-Therapie, nichts mehr zu finden ist. Die letzten Behandlungsbefunde lege ich meinem Brief bei.
Die Blasenspiegelung bei einem Urologen, der in meine Behandlung nicht involviert war, ist teils sehr positiv verlaufen.
Der Arzt war sehr aggressiv.
Dass ich den Weg der Schulmedizin verlassen hatte, konnte er nicht akzeptieren. Er wollte mich ohne Blasenspiegelung sofort zur Neoblase (Operation einer künstlichen Blase) ins Krankenhaus einweisen. Es gab eine heftige Auseinandersetzung.
Bei der dann doch stattgefundenen Blasenspiegelung ging er sehr brutal vor und verletzte mich an der linken Niere.
Dass er in der Blase nicht mal mehr die OP-Narbe finden konnte, geschweige denn eine Krebsgeschwulst, hat ihn dann völlig umgehauen.
Er überwies mich zur MRT und empfahl mir, zu einem Kollegen zur Weiterbehandlung zu gehen, denn er wollte die Betreuung unter diesen Umständen nicht weiterführen.
Bei der MRT-Untersuchung konnte man auch nichts mehr finden. Dort hat man sich aber mit mir gefreut.
Inzwischen habe ich auch den Hausarzt gewechselt. Es ist eine Ärztin, die überwiegend naturheilkundlich behandelt. Auch mit

Akupunktur und Chinesischer Medizin. Sie unterstützt meine Frau und mich sehr.

Es geht mir sehr gut, ich gehe zum Bäumefällen in den Forst. Meine Blutdrucksenker habe ich auf eine viertel Tablette täglich gesenkt und werde versuchen, ganz davon wegzukommen. Ich gehe regelmäßig in Fitnesscenter und ernähre mich, wie sonst auch, von viel Grünzeug, Obst und vor allem von Fisch. Viele Nüsse und Kerne gehören zu meinem täglichen Speiseplan.

Auf jeden Fall stehe ich zur Verfügung, wenn es darum geht, betroffenen Krebspatienten den schulmedizinisch verordneten Krebstod zu ersparen, indem man Aufklärung betreibt.

Dass ich bis heute den Tumor besiegt habe, macht mich sehr froh und dankbar. Wenn ich jedoch an die vielen Kinder denke, die jedes Jahr ungehindert totbehandelt werden, könnte ich schreien. Wenn es gelingen könnte, die Eltern zu erreichen, um so den besseren Weg aufzuzeigen, wäre ein Anfang gemacht.

Die Schulmedizin steht der Alternativmedizin feindlich gegenüber.

Ich werde einen Bericht über meine Krebsgeschichte verfassen, den ich jetzt diesem Brief beilege.

Werte Frau Helène, meine Tumorerkrankung hat unser Leben völlig verändert.

Wir haben Freunde verloren, die nicht verstanden haben, dass ich den Weg der Schulmedizin verlassen habe.

Für andere sind mein Weg und der Erfolg einfach unglaublich. Ich habe mich von allen Kritikern verabschiedet. Mein Lebensweg ist ein anderer geworden.

Wenn unser Kontakt nicht abreißen würde, wäre ich froh. Denn ich brauche immer noch Ihren Rat für meine weitere Therapie.

Mit herzlichen Grüßen voller Dankbarkeit
Gerhard W. und Ursula W.

Bericht meiner Krebsheilung vom 16. Oktober 2010. Die Diagnose Krebs ist nicht mehr das Ende.

Mitte März 2010 stellte ich bei einem Combur-9-Test bei mir unter anderem Blut im Urin fest. Als ausgebildeter Heilpraktiker kontrolliere ich meine Familie und mich so regelmäßig. Bei einer Blasenspiegelung am 15. April stellte der Urologe einen zu 95 % bösartigen Tumor fest.

Am 29. April 2010 konnte bei der OP einer der sieben Tumore nicht vollständig entfernt werden. T2a mind. G3. Man riet mir eine OP für einen Seitenausgang oder eine Neoblase (künstliche Blase) an. Ich lehnte eine solche OP ab und verließ die Klinik, erst einmal für zwei Stunden, und verabredete einen Termin mit Dr. Puttich für ab dem 10. Mai 2010.

In der Klinik (Langen-Debstedt) zeigte man sich verständnisvoll, riet mir aber, das Ganze nicht auf die lange Bank zu schieben. Auch dürfte ich wiederkommen, wenn es mit meiner alternativen Therapie nichts werden sollte.

Man schickte mich noch am selben Tag zu einer großen CT, damit ich diesen Bericht mitnehmen konnte für den weiterbehandelnden Arzt.

Meine Frau und ich mieteten eine Ferienwohnung für 6 Tage im Darmstädter Umland, was sich als wichtig erwies.

Nach meinem Untersuchungsgespräch mit Dr. Puttich hatte ich nicht mehr das Gefühl, ein Problem zu haben. Dr. Puttich sagte mir für den dritten oder vierten Behandlungstag einen Tiefpunkt voraus.

Der kam dann auch prompt am Vatertag. Darüber hat sich Dr. Puttich gefreut. Er meinte, dass es nun aufwärtsgehe.

Bei meiner Therapie fand Dr. Puttich noch den Grund für meine Migräne-Attacken heraus, die ich seither voll im Griff habe.

Zu Hause musste ich die intensive Ausleitungstherapie wegen meines Diabetes ändern.

Durch die vielen Frucht- und Obstsäfte stieg mein Zuckerwert in utopische Höhen.

Ich suchte mir homöopathische Medikamente zur Ausleitung raus und sprach die Therapieabänderung mit Dr. Puttich ab.

Am 23. August 2010 konnte ein Urologe bei einer Blasenspiegelung zur Nachuntersuchung nicht mal mehr die OP-Narben finden. Er schickte mich zur MRT. Auch dort war von meinen ehemals sieben Tumoren nichts mehr zu sehen. Alle relevanten Laborwerte sind im guten Normalbereich.

Ich habe meine B17-Therapie noch nicht beendet. Mein Diabetes ist auf Normalwerte herunter, wie bei einem Gesunden.

Meine KHK ist nicht mehr so quälend mehr. Meine Migräneanfälle habe ich in 10 Minuten im Griff, wenn überhaupt noch mal einer kommt.

Wenn ich Fragen zu meiner Therapie oder zu meinem Befinden habe, rufe ich bei Dr. Puttich an. Mir wird auf jeden Fall geholfen.

Zu meiner Leistungsfähigkeit kann ich sagen, ich gehe zum Bäumefällen in den Forst. Zwei- bis dreimal in der Woche gehe ich ins Fitnessstudio.

Nach so einer Erkrankung mit 66 Jahren sich wieder so wohl zu fühlen, da darf man schon mal ein Dankgebet sprechen.

Wer so eine Diagnose bekommt, kennt Angst, Kummer, Leid und Tränen.

Am schlimmsten sind die tollen Kritiker aus dem Freundeskreis. Ich habe sie rausgeschmissen.

Sie brauchen eine Familie und Freunde, die Sie tragen, so wie es meine Frau und meine Jungs, meine Schwiegertochter und die Enkelkinder bei mir getan haben.

Allen, die mich getragen und ermuntert haben, und Dr. Puttich und Frau Reisich widme ich diese Zeilen.
Voller Dankbarkeit
Gerhard Hermann W.

Kehlkopfkrebs

Seit einem längeren Zeitraum war meine Sprache sehr heiser. Auch mit meiner Atmung war es nicht sonderlich gut. Beruflich hatte ich teils große Probleme mit meiner Aussprache. Bei dem nun fälligen Arztbesuch bei einem HNO stellte dieser einen Verdacht auf Kehlkopfkrebs fest (ein Tumor drückte gegen meine Stimmbänder). Also sofort ins Krankenhaus und eine Gewebeprobe nehmen (könnte ja noch gutartig sein). Frage: „Gibt es denn Alternativen zur schulmedizinischen Krebsbehandlung?" – „Ich verstehe Ihre Frage nicht."
Schockiert ging ich zu einem zweiten HNO-Arzt. „Ja, das ist so" (wollte mir dann noch einige Extras aufquatschen). „Wenn der Tumor gutartig ist, dann ist es o. k., wenn nicht, werden wir von Ihrem Kehlkopf einiges abschneiden, was natürlich gewaltig auf die Sprache geht" (ich bin übrigens Unternehmensberater, da sind beruflich hohe Kommunikationsfähigkeiten gefordert). „Auch die Nahrungszunahme wird sehr schwierig werden." Frage: „Gibt es Alternativen zu schulmedizinischen Krebsbehandlungen?" – „Nein, aber die sind doch sehr gut! Aber sofort schnell ins Krankenhaus."

Meine Frau und Bekannte:
Meine Frau ist schon seit Jahren mit der Alternativmedizin in Kontakt (kennt auch Ärzte und Heilpraktiker, die alternativ behandeln). Also erst mal Informationen beschaffen, bevor man

sich der drei großen OBC unterzieht (Operation, Bestrahlung, Chemotherapie).

Meine Frau besorgte mir entsprechende Literatur:

- „Eine Welt ohne Krebs" von G. Edward Griffin: ein **Muss**, um zu verstehen, wo die Krebsindustrie ihre Interessen hat; mit sehr guten Fakten zu alternativen Behandlungen gegenüber den herkömmlichen.
- „Krebs verstehen und natürlich heilen" von Ty Bollinger: Hier sind interessante alternative Methoden zur Krebsbehandlung beschrieben und auch erklärt, warum diese Verfahren der Schulmedizin überlegen sind.
- Internet: z. B. Lothar Hirneise, ERNÄHRUNG ENTGIFTUNG ENERGIEARBEIT (3e-Zentrum, auch Interessantes zu Öl-Eiweiß-Kost)

Nr. 1 wurde mir von einer Krankenschwester und einem Chemiker (im Bezug auf Chemotherapie) empfohlen, Nr. 2 durch meine Frau. Der Rest ist Recherche.

Ergebnis:
Nach Analyse aller Fakten war die Entscheidung klar:
Operation, Chemotherapie, Bestrahlung (die drei großen OCB, mittlerweile auch von vielen als „Aufschlitzen, Vergiften und Verbrennen" bezeichnet) oder ganzheitliche Gesundung. Wir entschieden uns für eine alternative Behandlung. Nach allem Abwägen entschieden wir uns für Dr. Puttich, mit den drei Säulen der komplementären Krebstherapie, basierend auf B17-Laetrile-Vitamin.

Behandlung:
Ende 04/2011 ging es los. Bereits am dritten Tag konnte ich zeit-

weise wieder normal sprechen. Wichtig: Dr. Puttich kontrolliert und berät, also Geduld haben, der Tumor ist noch da. Nach ca. 8 Wochen bestätigen mir etliche Personen, dass meine Stimme voll wieder da ist. Auch meine Atmung ist unglaublich kräftig. Auch hier wieder Dr. Puttich: Ja, der Erfolg ist da, aber weiterhin muss ich mich an bestimmte Gegebenheiten halten (hat der Körper einmal einen Tumor zugelassen, so ist das Immunsystem nicht o. k.). Also weiterhin die Selbstheilungskräfte stärken (hierzu auch ein interessantes Buch: „Spontane Heilung" von Andrew Weil, allerdings schwerfällig zu lesen), damit das Immunsystem stabilisiert wird.

Weiterhin besuchte ich zusätzlich noch eine Yoga-Schulung, um dies mit einer speziellen Atemtherapie zu unterstützen: Sauerstoff für die Körperzellen.

Natürlich musste ich auch meine Ernährung umstellen. Auch hier gibt die Praxis von Dr. Puttich mit ihren engagierten und sehr kompetenten Mitarbeiterinnen eine sehr gute Beratungsleistung. Interessant ist hierzu auch das Buch von Michel Montignac, „Essen gehen und dabei abnehmen". Also man muss nicht nur Wurzeln essen. Ich selbst habe das Buch „ausprobiert" – es funktioniert.

08/2011: Ich bin komplett „erneuert" und muss sogar noch lernen, mit der „neuen Stimme" umzugehen (auch mal leiser reden): Man bedenke, vor der Behandlung hatte ich große Probleme, mit meiner kaputten Stimme eine normale Kommunikation zu betreiben.

Warum auch alternative Medizin:

Wichtig ist ein neuer Denkprozess: damit im Kopf erst mal alles klar wird, um zu verstehen, was hier eigentlich abgeht (Schulmedizin und Krebs, Alternativen, fernöstliche Medizin, Interessengemeinschaft, Geld und Politik, wo bleibt der Mensch etc.).

Dieser Denkprozess kann einige Jahre dauern, bis man sich endlich von den herkömmlichen Gesundheitsmedien freigemacht hat: Warum? Weil die Behandlung ganzheitlich erfolgen muss, also in Körper, Geist und Seele, damit die Ursache und nicht das Symptom geheilt wird.

Hinweis: Während der gesamten Behandlungszeit (bis auf die zwei Wochen Entgiftungstherapie) konnte ich ohne Probleme meine beruflichen Tätigkeiten hervorragend ausüben. Machen Sie das mal nach, wenn Sie herkömmlich auf Krebsverdacht behandelt werden.

Fazit:

Ich selbst bin verantwortlich für meine Gesundheit, denn ich kenne meinen Körper am besten. Also muss ich die Entscheidung über meine Gesundheit treffen. Übergibst du die Verantwortung anderen, wirst du der Spielball irgendwelcher Interessenlagen: Selbsterfahrung, was einem da speziell zum Thema Krebs von der Schulmedizin erzählt wird, hat mit einer Gesundung nur noch wenig zu tun.

Die Schulmedizin ist nicht die einzige Möglichkeit. Hier unbedingt kritisch die Stärken und Schwächen abwägen und die Abhängigkeiten zu Verbänden/Lobbyisten betrachten.

Die Prinzipien der fernöstlichen Medizin beachten (wird mittlerweile selbst von einigen Experten als zukünftig überlegende Medizin angesehen).

Die Alternativmedizin: beruht im Wesentlichen auf Naturheilverfahren und den Selbstheilungskräften des Körpers. Hier sich unbedingt schlaumachen, was da alles mittlerweile möglich ist.

Schulmedizin als Wissenschaft mit gewisser Ignoranz: auch hier mal hinterfragen. Wie reagiert ein Physiker, wenn es plötzlich schwarze Schwäne gibt, und wie ein Mediziner (siehe hierzu auch „spontane Heilung").

Wer beeinflusst Schulmedizin, Lehre und Forschung? Wer blockiert alternative Heilungsverfahren?

Geschichte der Melanie W.

Mein Name ist Melanie W. und zum Zeitpunkt meiner Brustkrebsdiagnose war ich 28 Jahre alt. Ich habe die Knoten an Weihnachten 2010 selbst ertastet und bin direkt nach den Feiertagen zum Gynäkologen gegangen. Als die Diagnose durch eine Stanzbiopsie gesichert war, wurde mir auch sehr schnell das geplante Vorgehen in der Klinik präsentiert. Es sollte eine neoadjuvante Chemotherapie in acht Zyklen gemacht werden. Danach eine OP, möglicherweise mit anschließender Strahlentherapie.

Ich hatte bereits zwei Jahre zuvor mit dem Thema Krebs zu tun. Damals musste ich mich aufgrund der Erkrankung meines Vaters damit auseinandersetzen. Bei ihm wurde im November 2008 Pankreas-Ca diagnostiziert. Ich habe mich damals abendelang im Internet informiert, um eine Möglichkeit zu finden, meinem Vater neben den schulmedizinischen Ansätzen irgendwie zu helfen.

Damals bin ich auf die Methode mit Vitamin B17 gestoßen und in dem Zusammenhang auch auf Dr. Puttich. Für mich war klar, dass wir diese Methode ausprobieren mussten, denn die Schulmediziner hatten meinem Vater keine Hoffnung mehr gemacht. Ich hatte dann aber leider keinerlei Möglichkeit mehr, meinen Vater nach Darmstadt zu bringen, denn zu dem Zeitpunkt war er bereits nicht mehr transportfähig.

Als ich von der ersten Besprechung im Krankenhaus nach Hause kam, war für mich klar, dass ich neben der mir vorgeschlagenen Chemotherapie unbedingt parallel zu Dr. Puttich in Behandlung musste. Ich vereinbarte einen Termin mit Frau Reisich und schon in der zweiten Woche nach meiner ersten Chemotherapie fuhr ich mit meinem zweijährigen Sohn und meiner Schwiegermutter für eine Woche zur Intensivkur nach Darmstadt.

Das war im Januar. Dort habe ich mir täglich die Infusionen verabreichen lassen und habe mich wirklich richtig gut dabei gefühlt. Am Ende der Woche habe ich die Präparate für zu Hause mitbekommen und auch den Plan zur Ernährungsumstellung und Entgiftungskur.

Ich habe mich ganz genau an die Vorgaben von Dr. Puttich gehalten und obwohl ich einiges an Gewicht verlor. Unter der Entgiftung habe ich mich fitter und gesünder denn je gefühlt.

Ich konnte an meinem Wohnort meinen Hausarzt davon überzeugen, mir die Infusionen alle zwei Wochen zu verabreichen, damit ich nicht jedes Mal die vier Stunden nach Darmstadt fahren musste.

Und so habe ich die Infusionen immer parallel zur Chemotherapie bekommen. Ich war in der ganzen Zeit nur ein einziges Mal krank, obwohl mein Sohn im Abstand von zwei Wochen den halben Winter krank war. Diese doch sehr gute Immunabwehr rechne ich der Behandlung durch Dr. Puttich an.

Nach einem halben Jahr Chemotherapie wurde ich im August operiert. Bereits unter der Chemotherapie wurden bei jeder zweiten Behandlung Ultraschalluntersuchungen gemacht, um zu überprüfen, ob sich eine Wirkung zeigt.

Bereits nach der zweiten Chemotherapie waren die Knoten deutlich kleiner geworden. Dies setzte sich so fort und bereits nach der sechsten von acht Chemos hatten zwei Ärzte vergeblich auf dem Ultraschallbild nach den Knoten gesucht.

Nach der OP habe ich mein pathologisches Ergebnis bekommen: Die Proben waren vollkommen frei von jeglichen Krebszellen. Es war lediglich narbiges Gewebe übrig geblieben, und das bei einem Triple-negativ-Tumor.

Meine behandelnden Ärzte waren sichtlich verblüfft von dem Ergebnis und meinten, dass so etwas höchst selten passiert.

Ich wusste sofort, warum mein Ergebnis so gut war.

1. Durchweg positive Grundeinstellung in meinem Kopf
2. Ich habe mich selbst nie als krank betrachtet.
3. Die Medikamente von Dr. Puttich
4. Die Chemotherapie

Ich bin davon überzeugt, dass es ein positives Zusammenspiel der beiden Behandlungskomponenten gab. Punkt 1 und 2 habe ich nach dem ersten Gespräch mit Dr. Puttich verinnerlicht und mir immer ins Gedächtnis gerufen, wenn die Gedanken mal drohten, negativ zu werden.

Ich bin zu 100 % überzeugt, dass mein Ergebnis mit der Chemotherapie alleine niemals so gut gewesen wäre.

Der Bericht einer Krebsheilung von Herrn Leonhard H.

02.04.2009

Bei mir wurde bei der Ursachensuche (Hämoglobin 7 g) festgestellt, dass ich einen Tumor in der Blase hatte, der blutete. Vom 19. Januar bis 24.1.2009 war ich im Krankenhaus zur Feststellung, ob dieser Tumor gutartig oder bösartig ist. Der Tumor wurde teilweise entfernt. Am 30.1.2009 erhielt ich den Bescheid, der Tumor sei bösartig. Das ist Krebs! Die Ärzte rieten zur Entfernung der Blase, der Prostata und der Samenpäckchen. Nun entschloss ich mich, Alternativmediziner für meine Heilung zu finden.

Zuerst suchte ich nach einer mir zusagenden Methode und kam zu dem Ergebnis Laetrile (Vitamin B17 oder Amygdalin). Dann suchte ich im Internet nach einem geeigneten Arzt und fand Herrn Dr. med. Andreas Puttich in Augsburg.

Dr. Puttich hatte mehr als 15 Jahre Erfahrung mit der Krebsbehandlung mit Vitamin B17. Ich machte einen Termin mit ihm vom 14. bis 18. Februar 2009 zur Behandlung in seiner Praxis. Wir, meine Frau Sylvia und ich, mieteten ein Apartment für diese Zeit.

Am 14.2. begann ich bei Herrn Dr. Puttich mit der ersten Behandlung. Mir wurden Infusionen mit einem Extrakt Äquivalent von 400 Aprikosenkernen (14. Februar), 800 Aprikosenkernen (15. Februar), 1200 Aprikosenkernen (16. Februar) und je 1800 Aprikosenkernen (am 17. und 18. Februar) verabreicht.

Zusätzlich wurden mir verschiedene hoch dosierte Vitamine und Enzyme sowie Mineralien verabreicht. Nach Ablauf dieser fünf Tage war ich krebsfrei!!!!!

Mein Lebensgefühl war entsprechend hochgestimmt und sehr zufrieden.

Wieder zu Hause wurde eine mit Herrn Dr. Puttich abgestimmte Intensivtherapie zur Ausleitung aller durch die Behandlung entstandenen Zelltrümmer während zwei Wochen durchgeführt: im Einzelnen eine Ausleitung über den Darm, eine Ausleitung über die Leber, eine Ausleitung über die Haut und eine Ausleitung über die Nieren.

Dabei wurde die Lymphflüssigkeit abgelassen und in Form von frischen Säften wieder hinzugefügt, die Leber wurde gereinigt durch die täglichen Leberwickel, die Haut wurde alle zwei Tage gereinigt mit 20-minütigen Vollbädern mit Kaiser Natron oder Bicarbonat-Pulver und die Ausleitung der Nieren erfolgte durch die Saftkur: täglich mehrere Liter frische Obst- und Gemüsesäfte.

Am 30.3.2009 wurde im Rahmen der Diabetes-„gut dabei"-Blut-untersuchungen auch der CEA-Marker (Blasenkarzinom) gemessen. Der Messwert war 3,4 Nanogramm/ml (zulässig 0–5). Das ist ein weiterer Beweis, dass der Krebs besiegt ist.

Harry T. – Kampf gegen den Prostatakrebs

Sehr geehrte Frau Hélène,
ich bin überglücklich, Ihnen den letzten Untersuchungsbericht meines Urologen, Dr. W., Frankfurt/M vom 11.7.2011 mitteilen zu können.
c PSA: 0,84 ng/ml – Ultraschall – Prostata im Normbereich, sogar mit Verkleinerung.
Dieses Ergebnis ist unfassbar, besonders wenn ich noch einmal meinen Weg dorthin nachvollziehe.
Eine Routineuntersuchung meines Blutes durch meinen Hausarzt ergab am 24.11.2010 einen PSA-Wert von 14,62. Der Arzt löste sofort Alarmstufe „Rot" aus.
Deshalb wurde am 25.11.2010 mein Blut erneut durch meinen Urologen untersucht, mit gleichzeitiger Ultraschalluntersuchung der Prostata, mit dem Ergebnis: PSA-Wert 13,10 und Tumorerscheinungen in der Prostata.
Daraufhin wurde bei mir auf Verdacht, dass ich vielleicht eine Prostataentzündung habe, eine Antibiotikakur verschrieben, mit erfolglosem Ausgang.

Chronologie:

06.04.2010 Vorsorgeuntersuchung durch meinen Urologen mit folgendem Ergebnis:
Prostata von Form und Konsistenz regelrecht, Prostata-Volumen 31 ml, multiple Kalzifikationen. Kleine Zysten, insgesamt

sehr unruhiges Echomuster, jedoch keine tumorspezifische Echogenität. **PSA-Wert: 0,94 ng/ml**

24.11.2010 Routineuntersuchung durch meinen Hausarzt ergab einen **PSA-Wert von 14,62**, der sofort Alarmstufe Rot ausgelöst hat.

25.11.2010 Eine Antibiotika-Therapie mit Verdacht auf Prostataentzündung wurde mir von meinem Urologen verschrieben. Die anschließende Blutuntersuchung ergab einen **PSA-Wert von 13,10** und der parallel dazu durchgeführte Ultraschall zeigte Tumorerscheinungen.

02.12.2010 Nochmalige Blutuntersuchung durch meinen Hausarzt, mit dem Ergebnis **PSA-Wert 16,18**

05.12.2010 Es wurde eine erneute Blutuntersuchung durch meinen Urologen durchgeführt, mit dem Ergebnis **PSA-Wert 15,1**. Das war das Zeichen für meinen Urologen, der es nicht glauben konnte, dass mein PSA-Wert innerhalb von 8 Monaten in eine solche Höhe gestiegen war. Er gab mir eine Überweisung an die Martini-Klinik in Hamburg, mit der Bitte, dort eine neuartige Form der Biopsie vorzunehmen. Mir war klar, dass eine Biopsie unnötig war, denn das Ergebnis stand fest.

Demzufolge war eine OP in Sichtweite.

Im wahrsten Sinne des Wortes „am Boden zerstört", habe ich mich daran erinnert, dass ich ein Buch gelesen hatte, „Eine Welt ohne Krebs", in dem es darum ging, dass es eine Alternative zur modernen ärztlichen Kunst der Krebsbehandlung gibt. Gestärkt im Glauben ging ich im Internet auf die Suche und fand dort Ihre Adresse.

09.12.2010 Ich hatte meinen ersten Termin bei Dr. Puttich.

Nach unserem Gespräch, in dem er mit mir die weitere Vorgehensweise schilderte, kamen wieder Mut und Hoffnung in mir auf.

Es folgte die erste Infusion mit Vitamin B17 und anschließender

Vitamin-C-Infusion. Parallel dazu sollte ich am Tag zwei Päckchen AVEMAR zu mir nehmen.

Er riet mir zu Anfang der Therapie zu einer Entgiftungskur, die ich 14 Tage lang durchzog.

Morgens und abends nahm ich Karazyme in Tablettenform zu mir.

10.12.2010 Es wurden die gleichen Infusionen wie am Vortag durchgeführt.

Ab 11.12.2010 Von nun an nahm ich morgens und abends mehrere Vitamin-B17-Tabletten und das tägliche AVEMAR (zwei Päckchen).

14.12.2010 Es folgte die dritte Infusion.

14.12.2010 Eine Laboruntersuchung ergab Anzeichen von „Tumorauflösungen".

Danach ging es jeden Tag mit Tabletten oder Infusionen weiter sowie mit dem AVEMAR.

17.12.2010 Überweisung:

Ganzkörper PET/CT mit F18-Cholin

Ergebnis: Prostatakrebs sichtbar – Empfehlung einer Biopsie.

12.01.2011 Erneute Blutuntersuchung und ACHTUNG: **PSA-Wert 7,73,**

danach ging es jeden Tag weiter mit Infusionen oder Vitami-B17-Tabletten und AVEMAR.

17.02.2011 Erneute Blutuntersuchung – **PSA-Wert 6,57**

Weiterbehandlung mit Vitamin B17 und AVEMAR

25.02.2011 Blutuntersuchung und Ultraschall durch meinen Urologen – **PSA-Wert 6,50,**

Behandlung weiter.

04.05.2011 Blutuntersuchung – **PSA-Wert 2,29**

Behandlung erfolgte weiter, jedoch mit weniger Infusionen

11.07.2011 Erneute Blutuntersuchung und Ultraschall durch meinen Urologen mit dem Ergebnis:

PSA-Wert: 0,84,
Prostata im Normbereich bzw. verkleinert.
Ich habe gelernt, eine Krebsdiagnose bedeutet noch lange nicht das Ende.

Der Tag, an dem ich von Vitamin B17 erfahren und die Möglichkeit einer Behandlung durch einen Arzt im Internet gefunden habe, zählt für mich zu den wichtigsten Tagen meines Lebens. Ich möchte mich bei den Beteiligten für all ihr Tun auf das Allerherzlichste bedanken und wünsche alle Kraft der Welt, weiterhin Leid von den Menschen abzuwenden.
Sollten Sie mich für ein Gespräch für einen oder mehrere Ihrer Patienten benötigen, stehe ich gerne zur Verfügung.
Mit den besten Grüßen
Ihr Harry T.

Die persönliche Schilderung einer betroffenen Patientin

Das Schreiben wurde im Februar 2004 verfasst. Die darin geschilderten Tatsachen ereigneten sich vor 18 Jahren, also 1994.
Hier der Tatsachenbericht:
Im Oktober 1994 war bei mir ein Mamma-Ca der linken Brust diagnostiziert worden. Man schlug mir eine sofortige Operation mit anschließender Bestrahlung vor.
Auf meine Frage, welche Alternative mir zu dieser konventionellen Therapie bliebe, erhielt ich ohne Umschweife die Antwort: „Der Tod."
Ich entschloss mich, trotz des Drängens meines behandelnden Arztes auf baldigste OP, weitere Meinungen einzuholen, und reiste zwei Tage später in die renommierte Uniklinik Hamburg-Eppendorf.

Dort riet man mir zur gleichen Behandlungsmethode wie zuvor. Auch auf meine Fragen nach möglichen Alternativen reagierte man ähnlich abweisend und aggressiv. Auf den Rat einer Freundin machte ich einen letzten Versuch in der Paracelsus Klinik in Osnabrück, die aufgrund ihrer brusterhaltenden Chirurgie einen guten Ruf hatte.

Wie zu erwarten, legte man mir die gleiche Vorgehensweise nah und ich entschloss mich, die Operation in diesem Klinikum vornehmen zu lassen. Alternativen schien es für meinen Fall nicht zu geben.

Nach der erfolgreichen Entfernung meines Tumors und zügiger Wundheilung entließ man mich nach 14 Tagen aus der Osnabrücker Klinik, und ich kehrte zurück an meinen Heimatort, wo unverzüglich mit der Bestrahlung begonnen werden sollte.

In der Onkologie der Uniklinik Münster zeichnete man das zu bestrahlende Terrain mit Stiften ein und grenzte diesen Bereich durch Pflaster ab.

Am nächsten Tag führte man die erste Strahlentherapie durch. Bereits am Abend fühlte ich ein starkes Brennen auf dem bestrahlten Hautbereich und entdeckte eine starke Rötung wie bei einem Sonnenbrand.

Am nächsten Tag hatte sich dieser Hautbereich immer noch nicht beruhigt – im Gegenteil.

Die Rötung war um ein Vielfaches stärker geworden.

Statt am Nachmittag des gleichen Tages direkt zur Bestrahlung zu erscheinen, entschied ich mich zu einem Besuch bei dem behandelnden Professor, um ihm die auffälligen Hautstellen zu zeigen. Daraufhin erhielt ich die knappe Antwort, es handele sich hierbei um eine Pflasterallergie.

Meinem Einwand, dass die brennenden Bereiche nicht übereinstimmend seien, mit den zuvor bepflasterten Stellen, wurde mit dem Hinweis begegnet, ich solle nunmehr meinen zweiten

Bestrahlungstermin wahrnehmen und seine weitere Zeit nicht vergeuden.

Auf meine Weigerung, eine weitere Strahlentherapie auf die entzündete Stelle geben zu lassen, forderte mich der Professor auf, mit ihm den Raum zu verlassen.

Auf dem Flur verabschiedete mich der Professor und wandte sich zu den von der gleichen Krankheit betroffenen und wartenden Patientinnen.

Er sagte: „Sehen Sie, das ist Frau P. Diese Frau wird sterben. Sie beschloss soeben, die Strahlentherapie abzubrechen – wegen einer Pflasterallergie. Schätzen Sie sich glücklich: Das wird Ihnen nicht passieren."

Nachdem der Professor sich entfernt hatte, reagierten die anwesenden Frauen mit dem gleichen Entsetzen wie ich.

Keiner konnte solch eine grobe, menschenverachtende Vorgehensweise verstehen.

Man versprach mir Unterstützung, und jede der Anwesenden war bereit, das eben Geschehene auch vor Gericht zu bezeugen. Daraufhin gab ich den schulmedizinischen Bereich auf und suchte selbst nach Alternativen.

Nach meinen bisherigen Erfahrungen scheute ich mich nicht mehr, mich mit allen Mitteln nach einer Alternative zur Strahlentherapie umzusehen.

Durch einen glücklichen Zufall erfuhr ich von Dr. Puttich und der Vitamin-B17-Therapie.

Bei meinem ersten Termin in seiner Praxis berichtete ich ihm nicht nur von meinen jüngsten Erfahrungen in der Uniklinik, sondern auch von meiner Absicht, gerichtlich gegen solch ungeheuerliches Verhalten vorzugehen.

Dr. Puttich riet mir ab, sofort gerichtliche Schritte einzuleiten, sondern empfahl mir, meinen Heilungsprozess in den Vordergrund meiner Aufmerksamkeit zu stellen.

Er stellte mir die Prinzipien der Vitamin-B17-Laetrile-Amygdalin-Therapie vor und legte mir als ersten Schritt eine Hochdosis-Infusionskur plus gleichzeitiger immunstärkender Behandlung nahe.

Während der Durchführung der Vitamin-B17-Behandlung und der Immun- und Vitaminkur fühlte ich täglich, wie meine ursprünglichen Kräfte in meinen Körper zurückkehrten.

Nach Abschluss der Therapie fühlte sich mein Körper, als hätte es die Krankheit nie gegeben.

Zwei Jahre später fühlte ich mich stark genug, gegen die mir widerfahrene Ungerechtigkeit seitens der Uniklinik vorzugehen, und beauftragte meinen Anwalt, die Zeuginnen der unschönen Szene von damals anzuschreiben.

Zwei Wochen später teilte mir mein Anwalt mit, dass keine der Zeuginnen mehr am Leben sei, und riet mir, unter diesen Umständen von einer Anklage abzusehen.

Noch heute, 10 Jahre später, denke ich manchmal an diese Frauen zurück, die nicht den Mut hatten, einer Autorität zu widersprechen, um auch andere Wege der Krebstherapie zu gehen. Sie könnten heute gesund sein und leben – so wie ich.

Die von zwei Krebserkrankungen und einer schweren Stoffwechselerkrankung geheilte Patientin Frau Irene Koswig aus Palma de Mallorca ist die Verfasserin eines Tagebuchs über betroffene Patienten, mit denen sie in Kontakt getreten war und die sie über die Möglichkeiten der Vitamin-B17-Krebstherapie informierte (hier mit freundlicher Genehmigung der Verfasserin auszugsweise wiedergegeben).

14. Oktober 2003

Ich habe heute Morgen mit Herrn Jürgen Winkelmann telefoniert. Er hatte sich vor etwa 3 Monaten gemeldet. Bei ihm war eine Veränderung an der Lunge festgestellt worden. Er musste ins Krankenhaus, um sich kontrollieren zu lassen.

Dort stellte man einen Krebs fest. Er begann sofort mit dem Programm. 50 Kerne am Tag plus Enzyme. Ich hatte dann noch einige Male mit ihm telefoniert. Er ernährte sich streng tierisch eiweißfrei, die ganze Zeit über, und aß viele Papayafrüchte, die ihm offensichtlich sehr gut getan haben.

Heute war er zur Nachuntersuchung. Es konnte nichts mehr festgestellt werden. Er weinte vor Glück.

Er sagte: „Ich habe die ganze Zeit fest daran geglaubt: Alles, was ich tue, ist richtig."

23. Oktober 2003

Frau Sieglinde K. berichtet mir heute, dass der Schmerz nach Bestrahlung, Operation und Chemotherapie (Brustkrebs mit Metastasen), der unerträglich war und trotz härtester Medikamente, auch Morphium war dabei, jetzt zu 75 % zurückgegangen ist. Sie führt das auf die Vitaminkur zurück. Sie bekam 5 Tage B17 intravenös und nimmt seit dieser Zeit B17-Tabletten und Kerne. Sie macht weiter.

24. November 2003

Heute meldete sich ein Doktor der Philosophie. Ein älterer, vornehmer, gebildeter Mann, man spürte es, wie er sich auszudrücken verstand. Dessen Urologe hatte eine PSA-Werterhöhung von 12 festgestellt. Der Urologe wollte sofort eine Biopsie durchführen. Da fragte er nach und bekam nur barsche Antworten. Das machte ihn misstrauisch. Er beginnt schon einmal mit den

Kernen. Ich habe ihm das Buch von Griffin, „Die Welt ohne Krebs", empfohlen. Er wird berichten.

3. Dezember 2003

Eine junge Frau, Dorothea Friedrich, rief mich heute an, ihr Vater ist schlimm an Bauchspeicheldüsenkrebs erkrankt. Er hatte eine Chemotherapie über sich ergehen lassen. Der Krebs ist weiter gewachsen. Die Ärzte sind ratlos. Er ist ohne Energie, matt und ihm fehlt jegliche Antriebskraft. Er hat keinen Appetit mehr. Jetzt isst er täglich seine Kerne, nimmt Tabletten dazu und ernährt sich richtig. Es geht ihm viel besser. Er wird sich bis zum nächsten CT-Termin B17 spritzen lassen. Auf jeden Fall hat er beträchtlich zugenommen.

Gestern meldete sich der Professor wieder. Er fängt jetzt mit der Vitamin-B17-Therapie an. Das Buch von Griffin hat ihn überzeugt. Ich beglückwünschte ihn zu diesem Entschluss.

20. Dezember 2003

Ein Tag ist besonders schön, wenn ich von Erfolgen höre. Heute meldeten sich gleich drei Betroffene bei mir, um mir ein schönes Fest zu wünschen und von ihrer Krankheit zu berichten.

Da war Helga Sunderbier, eine noch junge Frau mit Brustkrebs, die vor 4 Jahren operiert wurde und die danach das ganze Programm der Vitamin-B17-Krebstherapie gefahren war, beeindruckend konsequent. Sie war zur Nachsorge: alles in Ordnung. Ein schönes Weihnachtsgeschenk für sie und für mich.

Herr Walter, ein Mann in den 60ern, hatte jetzt normale PSA-Werte. Sogar der Urologe, der seine Prostata entfernen wollte, riet erst einmal abzuwarten. Er wird die Tabletten konsequent weiternehmen und B17-Infusionen bekommen. Er hat einen Arzt am Heimatort gefunden, der die Infusionen fortsetzt.

Und dann war da noch die fidele alte Dame: Frau Schwabe, der man die Brust operieren wollte, weil ein paar Knoten verdächtig waren. Sie nahm konsequent die Kerne und nichts hat sich mehr verändert. Sie geht auf jeden Fall erst einmal gelassen ins neue Jahr und wartet ab.

15. Januar 2004

Heute hörte ich eine schlimme Geschichte. Frau Gisela F., Anfang 60, hatte Brustkrebs bekommen. Sie ging, weil ein Neffe dort arbeitete, in die Uni-Klinik nach N. Die operierten sie nicht, sondern führten eine Chemotherapie durch, etwas ganz Neues, wie sie sagte. Es ging ihr schlecht wie nie zuvor und sie wollte endlich operiert werden. Aber man wollte die Chemo abwarten. Sie entließ sich selbst und ging zu einem anderen Arzt, der ein riesiges Wachstum feststellte und Metastasen. Sie wäre ja selbst schuld, wenn sie solche Sachen machen ließe, sagte der Arzt. Sie weinte fürchterlich. Jetzt wird sie endlich operiert. Danach meldet sie sich wieder.

25. Januar 2004

Bei Frau F. war die Operation erfolgreich. Nur die Knochenmetastasen sind noch da. Sie soll bestrahlt werden. Erst einmal wartet sie ab und beginnt mit den Kernen und der Immunkur.

09. Februar 2004

Die Geschichte mit Frau F. geht weiter. Sie war wieder in der Uniklinik, diesmal um die Befunde für den Onkologen abzuholen, der wissen wollte, was für eine Chemotherapie durchgeführt worden war. Sie fanden ihre Unterlagen nicht mehr. Am Ende bezweifelten die Angestellten dort, dass sie überhaupt da gewesen ist. Unglaublich. Ich tröstete sie, dass sie aufhören muss, sich mit diesen Sachen zu beschäftigen. Sie muss jetzt nach vorn schauen: auf die Gesundheit. Sie macht weiter, nimmt die

Kerne und Tabletten. Die Immunkur ist abgeschlossen. Eigentlich fühlt sie sich gut. Ich musste noch lange über das Erzählte nachdenken.

Nachtrag vom Verfasser: Am 26. April 2004 fand eine Nachuntersuchung statt. Die Knochenherde waren insgesamt deutlich rückläufig. Die Patientin arbeitet im Garten wie früher und ist bester Dinge. Sie nimmt jetzt nur noch die Kerne.

03. März 2004

Herr Siegfried Moll meldete sich zum ersten Mal vor etwa drei Jahren wegen eines Dickdarmkarzinoms, das operiert worden war und bestrahlt wurde, weil Lymphknoten mitbefallen waren. Damals wurde auch eine Chemotherapie durchgeführt. Er ließ alles tapfer über sich ergehen, verlor aber die Vitamin-B17-Therapie nicht aus den Augen. Er nahm Vitamine, Enzyme, alles hoch dosiert und bekam eine Immunkur.

Er rief immer wieder an, so auch heute. Es geht ihm fantastisch, eigentlich besser als vor seiner Erkrankung. In seiner Umgebung, vor allem in seinem Kegelklub, werden jetzt immer fleißig Kerne gegessen.

Keiner will ihm glauben, dass er einmal so krank gewesen ist.

26. Juni 2004

Heute hatte ich Besuch, über den ich mich besonders gefreut habe. Eine sehr alte Bekannte macht Urlaub auf Mallorca, wie jedes Jahr, und sie ließ einen Besuch bei mir nie ausfallen. Vor nunmehr 11 Jahren war ein Lungenkrebs mit Knochenbeteiligung festgestellt worden. Sie konnte operiert werden. Danach therapierte sie sich nur noch mit Kernen, Mineralien und ab und zu ließ sie eine Immunkur durchführen. Sie ist gesund. Nichts mehr von einer Krankheit war zu spüren. Sie ist übervoll von Lebensfreude.

Es ist für mich ein Vergnügen, sie so zu sehen. Vor allem, weil in jedem Medizinlehrbuch steht, dass bei dieser Erkrankung nur noch mit einer Lebenserwartung von ein paar Monaten zu rechnen ist. Wie wunderbar es sich anfühlt, wenn man dem Tod und der Schulmedizin ein Schnippchen geschlagen hat. Solche Tage machen mich glücklich, und ich weiß, dass wir auf dem richtigen Weg sind.

… in der Anwendung bei Krebspatienten zeigt sich Vitamin B17 als völlig nebenwirkungsfrei, und ich möchte behaupten, dass kein Krebsmittel so rasch eine Verbesserung bei Krebspatienten herbeigeführt hat wie die Therapie mit Vitamin B17.

Es muss nicht erwähnt werden, dass Vitamin B17 den Krebs unter Kontrolle bringt und an jeder befallenen Stelle wirksam bekämpft."

Dr. med. Youri Sakai, Japan

Interview mit Dr. med. Andreas Puttich, geführt von Frau Andrea von Ammon auf Mallorca

Dr. med. Andreas Puttich ist weltweit einer der wenigen Vitamin-B17-Anwender mit einer mittlerweile 20-jährigen Erfahrung als Arzt in der Krebsmedizin.

Er kann auf mehr als tausend Behandlungen von Krebspatienten mit der Vitamin-B17-Therapie zurückblicken.

Hier schildert er aus seinem reichhaltigen Erfahrungsschatz.

Bei der Behandlung ist oft vom „Wunder der Heilung" die Rede. Wie ist das zu verstehen?

Ich sträube mich gegen diesen Begriff. Alles, was ich tue, ist die innewohnenden Kräfte meiner Patienten zur Heilung zu aktivieren und dabei auf eine Methode der natürlichen Krankheitsbehandlung, speziell bei Krebserkrankungen, zurückzugreifen. Ich muss zugeben, dass ich trotz der vielen Jahre der Arbeit mit Krebspatienten immer noch tief bewegt bin, wenn ich miterleben darf, wie ein zuvor aufgegebener Krebspatient wieder zu Kräften kommt und ein nahezu normales Leben führen kann. Dann ist das Wort vom Wunder angebracht. Das Gefühl lässt sich nicht beschreiben, es ist wahrhaftig ein Glücksmoment. Eine andere Beschreibung dafür fällt mir nicht ein.

Was unterscheidet Ihre Methode von der anderer Ärzte?

Es existiert seit sehr langer Zeit parallel zum offiziellen Medizinbetrieb ein Bemühen, Krebserkrankungen von einem völlig anderen Standpunkt aus zu behandeln. Und diese Bemühungen sind außerordentlich erfolgreich.

Von der großen Öffentlichkeit völlig unbemerkt, entwickelte sich ein Therapiekonzept, das sehr effektiv Krebskrankheiten unter Kontrolle bringen kann.

Es ist nach meiner Überzeugung die am meisten Erfolg versprechende Antikrebstherapie überhaupt.

Das klingt revolutionär!

Das ist es auch. Aber leider hat sich die Schulmedizin in den letzten Jahren gerade bei Krebstherapien niemals wirklich mit der Ursachenforschung beschäftigt.

Es wird immer nur nach neuen, besser wirksamen Giftstoffen und Behandlungsmethoden, wie Strahlentherapie, gesucht, ohne den eigentlichen Grund solch einer Erkrankung zu verstehen und ihn zu behandeln.

Es werden eben nur Symptome therapiert. Das führt zu den deprimierenden Behandlungsergebnissen.

Es wird nur noch von Überlebenszeit von fünf Jahren gesprochen. Das zeigt doch, dass jeder in der Krebsmedizin Verantwortliche weiß, dass alle Behandlungen der herkömmlichen Medizin keine Beseitigung der Ursachen zum Ziel haben, sondern immer und immer nur Symptome bekämpft werden.

Ein einfaches Beispiel stellt das Dilemma dar.

Noch in den Fünfzigerjahren gab es eine unübersehbare Anzahl von Lungenheilanstalten für Tuberkulosepatienten in Deutschland. Es gab eben keine wirkliche Therapie, und die Kliniken behandelten Abertausende Kranke symptomatisch, mehr oder weniger erfolgreich, viele Patienten vergeblich, sie mussten sterben.

Wo sind diese unzähligen Kliniken geblieben? Alle bis auf die letzte sind mittlerweile geschlossen.

Und warum?

Weil es der modernen Medizin inzwischen gelungen war, eine ursächliche Behandlung gegen den Krankheitserreger der Tuberkuloseerkrankung zu finden: eine die Krankheitserreger beseitigende Antibiotikatherapie.

Heute ist die Tuberkulose, bei uns jedenfalls, kaum noch von Bedeutung.

Diese Fachkliniken mussten für immer schließen, weil die Ursache der Erkrankung durch eine effektive beseitigt werden konnte.

Und kein Mensch musste mehr sterben.

Das wünsche ich mir auch für die Krebsmedizin.

Es ist wunderbar, sich vorzustellen, wie die unzähligen Onkologie-Zentren in Deutschland wegen Patientenmangels schließen müssten.

Jedenfalls für uns Patienten wäre das eine schöne Vorstellung. Wie ist das zu erklären? Verpflichtet nicht bereits der Eid des Hippokrates den behandelnden Arzt, die bestmögliche Therapie für die Gesundung des Patienten anzuwenden?

Das ist prinzipiell richtig. Dazu müssen aber Behandlungsmethoden, die auf einer anderen Grundlage basieren als die herkömmliche Medizin, bekannt sein. Und das sind sie leider nicht.

Sehen Sie zum Beispiel: Wir haben mit dem Wirkstoff der Aprikosenkerne, das sogenannte Vitamin B17, den wirksamsten natürlichen Antikrebsstoff, und die Schulmedizin ignoriert alle wissenschaftlichen Beweise, und warum?

Weil diese Substanz nicht patentierbar ist. Kaum zu glauben, aber wahr. Wir wissen, Geld kann nur verdient werden, wenn Medikamente aus der chemisch-pharmazeutischen Fabrik stammen.

Die offizielle Wissenschaft hat einfach kein Interesse an Vitamin

B17 und an einer Erforschung der Wirksamkeit. Dann hilft das Argument der Krebsforschung auch nicht, die Substanz sei zu wenig erforscht.

Dann fordere ich alle Beteiligten dazu auf, es endlich zu tun. Die tausendfachen Heilerfolge müssen zur Kenntnis genommen werden.

Die Therapie mit B17 und die auf ihr fußende Theorie der Krebsentstehung müssen endlich auf den Prüfstand der Wissenschaft, ganz ohne Vorurteile und ohne wirtschaftliche Interessen.

Doch inzwischen gibt es viele Tausend Krebskranke, die ein Recht haben, neben den üblichen Behandlungsverfahren mit der Vitamin-B17-Krebstherapie behandelt zu werden.

Was ist die Vitamin-B17-Krebstherapie eigentlich? Können Sie das für unsere Leser kurz zusammenfassen?

Ich werde es versuchen, auch wenn es sich hierbei um einen sehr komplexen Sachverhalt handelt.

Die Vitamin-B17-Krebstherapie geht von einer vollkommen anderen Sichtweise auf die so heimtückische Krebskrankheit aus: Sie sieht als Ursache nicht irgendein von außen wirkendes Geschehen wie zum Beispiel einen Virusinfekt, eine Vergiftung mit einer krebserregenden Substanz oder einen anderen von außen wirkenden Faktor, sondern sie sieht bei der Erkrankung ein ursprünglich sinnvolles biologisches Programm, das außer Kontrolle geraten ist.

Sie müssen sehen, dass das zu ganz anderen Erklärungen und Konsequenzen führt.

Bitte erklären Sie das etwas näher.

Gern, nehmen wir einmal den viel diskutierten Raucher. Es besteht kein Zweifel, dass Rauchen die Gesundheit in einem erheblichen Maß schädigt. Dennoch ist Rauchen nicht die Ursache für Lungenkrebs. Da liegen die Dinge etwas anders.

Das hört sich aber abenteuerlich an.

Würde Rauchen zu 100 % zu Lungenkrebs führen, würden die Raucher in einem weitaus erheblicheren Maße geschädigt, und es dürfte keinen Raucher geben, der nicht auch Lungenkrebs bekommen würde.

Sehen sie als Beispiel den Altbundeskanzler Helmut Schmidt. Er und seine Frau sind sicherlich ein schlechtes Vorbild für all die, die sich bemühen, auf die Gefährlichkeit des Nikotinkonsums hinzuweisen. Sie rauchen exzessiv seit frühester Jugend und dennoch hat keiner von beiden einen Lungenkrebs. Andere wiederum bekommen die Erkrankung, ohne je einen Zug Zigarettenqualm genommen zu haben.

Jetzt werde ich aber neugierig. Warum bekommt denn der eine eine so schlimme Krankheit und ein anderer nicht?

Die Vitamin-B17-Krebstherapie sagt dazu: Die dauerhafte Schädigung des Organismus, zum Beispiel beim Raucher, führt zu einem immerwährenden Reparaturbedarf in den Lungenalveolen.

Ständig müssen Reparaturprogramme gestartet oder gestoppt werden. Kommt es in solch einer Reparaturphase zu einer Störung, ist unkontrolliertes Wachstum die Folge.

Ein Reparaturgewebe mit vorwiegend embryonalen Zellen wächst unkontrolliert invasiv, das heißt, es werden keine Zell- und Organgrenzen akzeptiert. Wir nennen diesen Zustand eine Krebserkrankung.

Das bedeutet, die dauerhafte Schädigung des Lungengewebes bestimmt den Ort des Ausbruches einer Krebserkrankung, ist also nicht die unbedingte Ursache.

Wenn der Reparaturmechanismus außer Kontrolle gerät, dann entstehen auch an anderen Stellen Krebskrankheiten.

Das Gleiche gilt für den Hautkrebs nach zu langer UV-Bestrahlung. Sie können diesen Mechanismus auf jede bekannte Krebserkrankung anwenden.

Habe ich sie richtig verstanden? Sie sagen, Krebs ist ein Versuch des Körpers zu heilen, der aber nicht mehr kontrolliert wird.
Ja, so kann man es beschreiben.

Was sind dann die richtigen Abwehrmechanismen oder besser gefragt, was passiert eigentlich, wenn die Abwehr versagt?
Unter normalen, gesunden Verhältnissen finden täglich Reparaturen statt. Diese Reparaturprogramme werden gestartet, nach einer Verletzung zum Beispiel, und beenden ihre Arbeit, indem neues Gewebe gebildet worden ist.

Danach werden sie vom Immunsystem, vor allem den Thymus-Lymphzellen, gestoppt.

Damit die Thymuszellen ihre Arbeit fehlerfrei verrichten können, müssen die embryonalen Zellen für das Immunsystem erkennbar werden.

Das leisten die Enzyme der Bauchspeicheldrüse, da vor allem das Trypsin und Chymotrypsin. Wenn das Zusammenspiel funktioniert, wird jeder Reparaturvorgang abgeschlossen.

Und wenn nicht?
Für diesen Fall hält die Natur ein zweites Sicherheitskonzept bereit.

Es ist das oben erwähnte Vitamin B17, das normalerweise durch die Nahrung in den Körper gelangt. Es ist eine Substanz, die ausschließlich und ganz gezielt die außer Kontrolle geratenen embryonalen Zellen, die wir Trophoblasten nennen, abtötet.

Es handelt sich hierbei um ein sehr effektives System, dem unsere Vorfahren bis vor 100 Jahren verdankten, von Krebs weitgehend verschont geblieben zu sein. Denn bis dahin war diese Erkrankung so gut wie unbekannt.

Seit dieser Zeit etwa ist das natürliche Vitamin B17 aus unserer Nahrung fast vollkommen verschwunden.

Dieser zweite Abwehrmechanismus der Krebsvorbeugung steht dem modernen Menschen nicht mehr zur Verfügung. Das ist die tragische Ursache, warum der Krebs zu solch einer Geißel der Menschheit werden konnte.

Sie meinen also, Krebs ist eine Vitaminmangelerkrankung?
Vereinfacht kann man es so sagen.

Wobei der Mangel an Vitamin B17 in der Nahrung die Hauptursache für das massenhafte Auftreten der Krebserkrankung ist. Dieser natürliche Schutz ist weggefallen.

Es ist aber nicht die Ursache der Krankheit. Das ist der außer Kontrolle geratene Reparaturmechanismus. Diese Unterscheidung ist wichtig, sonst kann man die Therapiekonzepte der Vitamin-B17-Krebstherapie nicht verstehen.

Was für Zellen geraten bei der Reparatur denn außer Kontrolle und warum sind sie so gefährlich?
Wir nennen die Zellen, die bei einer Krebserkrankung eine wichtige Rolle spielen, Trophoblasten.

Hierbei handelt es sich um sehr frühe embryonale Zellen, die noch die Fähigkeit besitzen, sich in jede beliebige Körperzelle zu verwandeln. Das ist von großer Bedeutung bei Reparaturvorgängen. In einer sehr großen Zahl treten sie in der Frühphase der Schwangerschaft auf. Sie sind nämlich die Zellen, die nach der Befruchtung in die Gebärmutterschleimhaut einwandern, sich an das mütterliche Blutsystem anschließen und schließlich den Mutterkuchen bilden, in dem sich dann der Embryo entwickeln kann. Der Trophoblast hat eine besondere Eigenschaft. Er ist in der

Lage, sich durch Zellgrenzen hinweg auszubreiten. Er ist die einzige Zelle im Körper, die sich quasi durch das Gewebe „schneidet". Und – fällt Ihnen eine Ähnlichkeit auf?

Ja, ich muss sofort an die Krebszelle denken, denn das Gefährliche und so Heimtückische an ihr ist doch, dass sie aggressiv wächst und so Organe und zuletzt den ganzen Körper zerstört.
Genau, daher hat die Krebszelle auch ihren Namen. Sie breitet sich ungehindert im Körper aus. Wir können ganz vereinfacht sagen: Die Krebsgeschwulst ist eine Art Mutterkuchen an einer völlig falschen Stelle und ohne ursprünglichen Sinn.

Ja, an den Gedanken muss man sich erst gewöhnen, aber es leuchtet mir ein.
Betrachten wir diesen Mutterkuchen etwas näher.
Die Trophoblasten als Mutterkuchenzellen können sich nur deshalb ausbreiten, weil sie sich eines Enzyms bedienen, der Glucosidase.
Das ist, wenn man so will, die Schere der Zelle, denn dieses Enzym spaltet die stabilen chemischen Verbindungen der Nachbarzelle.
Ein durchaus sinnvolles Prinzip bei Reparaturvorgängen oder bei der Bildung von Mutterkuchen in der Gebärmutter; aber ein tödliches Prinzip im gesunden Gewebe.
Faszinierend ist, dass die Trophoblasten ein Enzym produzieren, das Beta-HCG, das sich relativ einfach im Urin oder Blut messen lässt.

Habe ich richtig verstanden? Es gibt ein Enzym, das beim Wachstum der Mutterkuchenzellen auftritt und gemessen werden kann?
Ja, das ist in der Medizin schon sehr lange bekannt. Es ist übri-

gens das Enzym, das bei den Schwangerschaftstests verwendet wird. Dort werden sehr früh das Erscheinen der Mutterkuchenzellen und das Beta-HCG gemessen.

Da in der Frühschwangerschaft die Mutterkuchenzellen massenhaft auftreten, braucht es nur ein grobes Messverfahren, um eine Schwangerschaft festzustellen.

Mittlerweile ist die Labortechnik weiter. Wir können mit feinsten Messmethoden schon ganz früh eine Schwangerschaft feststellen und die Methoden werden immer besser.

Einen Moment mal. Da kommt mir eine Idee. Berichten sie nicht gerade über eine Messmethode, die diese Mutterkuchenzellen nachweisen kann? Dann lässt sich ja auf die gleiche Weise auch das Auftreten von Krebszellen messen.

In der Tat. Da jeder Trophoblast dieses Enzym bildet, ist auch das Auftreten dieses Enzyms bei Nichtschwangeren ein Maß für die Krebserkrankung.

Ich messe bei meinen Patienten sehr genau diesen Blutwert, und er dient vor allem als Verlaufskontrolle, um bei einer Therapie den Erfolg festzustellen.

Geht der Wert während einer Behandlung gegen null, können wir davon ausgehen, dass keine Mutterkuchenzellen mehr aktiv sind und der Tumor zum Stillstand gekommen ist.

Das ist ja erstaunlich, es gibt ein Messverfahren, das sehr genau das Auftreten von Krebszellen feststellen kann, und wir alle wissen nichts davon. Wie ist das möglich?

Das liegt daran, dass die Schulmedizin den Entstehungsmechanismus der Krebserkrankung, wie ich ihn gerade erklärt habe, schlichtweg ignoriert. Und was nicht sein kann, das gibt es eben nicht, auch wenn eine große Zahl ernst zu nehmender Behandlungserfolge eine vollkommen andere Sprache spricht.

Dem Patienten helfen aber die akademischen Diskussionen, wer nun recht hat und wer nicht, herzlich wenig. Er ist krank und braucht Hilfe, und das allein zählt. Lassen Sie uns deshalb zu den ganz praktischen Fragen zurückkehren. Was soll ein Patient, der an einer Krebserkrankung leidet, tun?

Die Therapie leitet sich konsequent und logisch aus der Entstehungsgeschichte der Krebskrankheit ab. Ich werde versuchen, die einzelnen Schritte darzustellen.

Die Krebskrankheit ist eine Erkrankung, bei der, wenn sie einmal ausgebrochen ist, der Körper kaum in der Lage ist, eine Strategie zu entwickeln, selbst mit der Krankheit fertig zu werden. Es braucht eine Unterstützung von außen. Das Immunsystem ist außerstande, den Krebs allein zu besiegen.

Wir müssen uns der zweiten Verteidigungslinie bedienen, die uns die Natur eingerichtet hat, nämlich des sogenannten Vitamins B17, dem im Steinobst und vielen anderen Pflanzen enthaltenen Bitterstoff.

Aber Sie werden leicht verstehen, dass eine in der natürlichen Nahrung vorkommende Menge nicht mehr ausreichend ist. Jetzt brauchen wir höhere Dosen.

Wir können Dr. Krebs dankbar sein, dass es ihm gelungen ist, den Wirkstoff aus den bitteren Aprikosenkernen zu isolieren. Wir verfügen mit dem Medikament Amygdalin – Laetrile – Vitamin B17 über die stärkste Waffe gegen Krebszellen im Körper, und das sollten wir uns zunutze machen, aber was sage ich: Wir müssen es uns zunutze machen!

Ab jetzt beginnt für uns Ärzte, wie für den Patienten, ein Wettlauf mit den Krebszellen.

Die alles entscheidende Frage ist nämlich: Gelingt es uns, mehr Krebszellen zu zerstören, als sich neu bilden können? Das Ergebnis dieser Bemühung ist der Schlüssel zum Erfolg und letztlich zur Heilung.

Erst wenn das Neuwachstum der Krebszellen gestoppt werden kann, ist der nächste Schritt der Krebsabwehr fällig, nämlich die Beseitigung der verbliebenen bösartigen Zellen durch das körpereigene Immunsystem.

Ich habe den Unterschied zwischen Vitamin B17, Laetrile und Amygdalin noch nicht verstanden. Da herrscht offenbar Sprachverwirrung.

Keineswegs, es ist ganz einfach. Die drei Begriffe sind ein und dasselbe.

Als die Substanz des weichen Kerns von Steinobst entdeckt wurde, übrigens bereits in der Mitte des 19. Jahrhunderts, wurde die chemische Bezeichnung Nitrilosid eingeführt, das bedeutet so viel wie cyanogenes Glycosid, verständlicher gesagt: blausäurehaltiges Zuckermolekül.

Schon damals wusste man von der ungeheuerlichen Heilkraft dieser Substanz.

Schon meine Großmutter sagte während der Weihnachtsbäckerei zu mir: „Junge, iss ein paar von den bitteren Mandeln, das ist gut für die Gesundheit, denn da ist Blausäure drin."

Später begann man, sich vor der Giftigkeit der Blausäureanteile zu fürchten, was ausschließlich von einer Unkenntnis der chemischen Zusammensetzung des Vitamins B17 stammt.

Dr. Krebs, ein amerikanischer Wissenschaftler, kommt das Verdienst zu, die Substanz extrahiert zu haben und so in reiner und hochkonzentrierter Form zur Verfügung gestellt zu haben, sodass wir sie als sicheres Medikament einsetzen können.

Warum aber der Begriff Vitamin B17? Ich kenne Vitamine nur als Nahrungsbestandteile.

Ja, und das ist Vitamin B17 auch zumindest früher gewesen. Der Name Vitamin heißt wörtlich übersetzt: Lebensstoff. Es handelt sich um ein Nahrungsmittel, das unbedingt zum Überleben notwendig ist.

Wir kennen das alle vom Vitamin C. Wenn Vitamin C in der Nahrung fehlt, erkranken und sterben die Menschen an der schrecklichen Krankheit Skorbut. In den letzten Jahrhunderten wurden Millionen Menschen von dieser Krankheit dahingerafft. Es gab scheinbar keine Therapie.

Erst als die Wissenschaft offiziell anerkannte, dass das Fehlen von Vitamin C in der Nahrung zum Tod dieser vielen Menschen geführt hatte, konnte diese Krankheit effektiv und erfolgreich behandelt werden.

Sie wurden nicht mit einer ausgetüftelten Chemotherapie, auch nicht mit der technisch hochpräzisen Protonenbestrahlung therapiert. Nein, den Patienten gab man Zitronensaft und sie waren gesund.

Ein Vitamin ist also ein Bestandteil unserer Nahrung, der, wenn er fehlt, unweigerlich zu einer schweren Krankheit führt, die immer unbehandelt mit dem Tod des Patienten endet.

Das Vitamin B17 ist lebenswichtig für die Krebsabwehr. Fehlt es in der üblichen Nahrung, erkranken die Menschen massenhaft an Krebs – so wie wir das heute erleben.

Vergleicht man den Vitamin-B17-Gehalt der Nahrung verschiedener Völker, kommt man zu einer geradezu erschreckenden Erkenntnis.

Alle ursprünglichen Volksgruppen, die sich noch wie vor Hunderten von Jahren ernähren, haben in ihrer Nahrung einen hohen Anteil an Vitamin B17.

Und jetzt werden sie überrascht sein.

Vergleicht man den Anteil an Vitamin B17 und die Häufigkeit der Krebserkrankungen, kann man eindeutig feststellen, dass Volksgruppen mit viel Vitamin B17 nie an Krebs erkranken.

Ein beeindruckendes Beispiel ist das Volk der Hunzas. Diese

Menschen ernähren sich von Anbeginn der Zeiten sehr viel von Aprikosen und natürlich auch von Aprikosenkernen. Krebskrankheiten sind dort absolut unbekannt.

Wenn ein Hunza in der westlichen Welt lebt, hat er nach kürzester Zeit das gleiche Risiko, an Krebs zu erkranken, wie wir Westeuropäer.

Ein Zusammenhang, der uns sehr nachdenklich stimmen sollte –

Oder ermutigen sollte, Aprikosenkerne als Nahrungsergänzungsmittel zu nehmen.

In der Tat. Vorbeugend empfehle ich 3 bis 5 Kerne am Tag. Ist man krank, braucht man eine deutlich höhere Zahl.

Sie sprachen von der B17-Therapie. Welche Behandlungsstrategien stehen noch zur Verfügung?

Haben sich die Mutterkuchenzellen ungebremst ausgebreitet, muss das Wachstum wieder unter die Kontrolle des Immunsystems gebracht werden.

Dabei sind die Enzyme der Bauchspeicheldrüse von größter Bedeutung. Die Enzyme enttarnen quasi die Krebszellen, sodass sie von den entsprechenden Thymus-Immunzellen erkannt werden können.

Die Enzyme müssen aber in einer großen Zahl dem Körper zugeführt werden.

Als Präparate zum Einnehmen, als Einläufe und durch Nahrungsmittel, die viel natürliche Enzyme enthalten.

Weiter spielen entsprechende Heilpflanzen eine wichtige Rolle, die die Bauchspeicheldrüse anregen.

Nur wenn bei dieser Behandlung geklotzt wird, also nicht gekleckert, ist mit einem Erfolg zu rechnen.

Der nächste Schritt ist die Aktivierung des körpereigenen Immunsystems.

Wir kennen in der biologischen Krebstherapie eine Vielzahl von immunstärkenden Therapieverfahren. Doch die mit Abstand bedeutendste Therapie ist die direkte Beeinflussung der Thymusdrüsen durch Zellpräparate.

Ich glaube, nicht jeder kennt die Thymusdrüse. Erklären Sie sie uns bitte.

Sie ist unser wichtigstes Immunorgan, das im oberen Drittel direkt hinter dem Brustbein liegt.

Im Laufe des Lebens verringert sich die Größe des Organs kontinuierlich. Es schrumpft sozusagen und damit lässt auch im Alter die zelluläre Immunkraft kontinuierlich nach.

Das ist übrigens die Erklärung, warum Krebserkrankungen im Alter deutlich häufiger auftreten als in jüngeren Jahren.

Die Thymusdrüse bildet die wichtigen T-Lymphozyten, also die Abwehrzellen, die fremdes Gewebe erkennen und eliminieren. Mutterkuchenzellen und eben auch Krebszellen werden durch diesen Mechanismus gestoppt.

Es ist leicht zu verstehen, dass diesen Zellen bei der Heilung von Krebs eine ganz besondere Bedeutung zukommt.

Das Organ muss gestärkt werden.

Sehr gut untersucht und mit einer Vielzahl positiver Studien belegt ist die Therapie mit Zellpräparaten.

Die Zellpräparate wirken unmittelbar auf die Thymusdrüse. Sie führen zu einer Mehrproduktion von Abwehrzellen und, was das Schöne ist, auch die Thymusdrüse verändert dauerhaft die Größe. Das bedeutet, die Zellpräparate erhöhen anhaltend die Produktion der Abwehrzellen.

Wie muss man sich eine Zelltherapie vorstellen?

Es werden entweder regelmäßig, zum Beispiel einmal die Woche, Präparate intramuskulär gespritzt, die Zellen von Thymusdrüsen, aber auch von anderen Organen enthalten.

Nach meiner Erfahrung verspricht aber eine hoch dosierte einmalige Zellkur über einige Tage den größten Erfolg.

Hier werden Frischzellzubereitungen verwendet, die besonders hochkonzentriert sind.

Dadurch wird ein Einwandern der injizierten Zellen in die Thymusdrüse ermöglicht und eine dauerhafte positive Beeinflussung möglich.

Die Thymusdrüse wird quasi verjüngt.

Doch gehen wir bitte noch einmal zurück zum Vitamin B17. Immer wieder wird vor dieser Substanz gewarnt, sie wäre gefährlich, weil sie giftig sei.

Das ist in der Tat ein leidiges Thema. Bevor wir uns ernsthaft mit dieser Frage auseinandersetzen können, muss erst einmal festgestellt werden, dass die Behauptung, Vitamin B17 sei gefährlich, das Hauptargument einer gezielten Verunglimpfungskampagne ist, die seit Mitte der Siebzigerjahre betrieben wird und die nur ein Ziel verfolgt, nämlich die Anwendung von Vitamin B17 zu verhindern.

Hier stecken ausschließlich ökonomische Interessen dahinter.

Mit diesen Lügengeschichten werden leider die Patienten stark verunsichert und so eine seriöse Auseinandersetzung mit diesem Thema verhindert.

Diese Fehlinformation muss endlich beendet werden. Hierfür brauchen wir streng wissenschaftliche Fakten.

Doch zurück zu den Tatsachen.

Es gibt bisher keinen einzigen dokumentierten Zwischenfall, der im Zusammenhang mit Vitamin B17 und einer Vergiftung steht. Bei allen derartigen Berichten handelte es sich um Zeitungsberichte, die, wenn sie nachgeprüft wurden, sich immer als Unwahrheit entpuppt haben.

Der Körper verfügt über einen effektiven Schutzmechanismus, sich vor der Blausäureverbindung, die als Spaltprodukt kurzfristig entsteht, zu schützen; nämlich ein Enzym, das Rhodendase heißt. Dieses Enzym ist in allen gesunden Körperzellen enthalten, aber nicht in den Krebszellen. Ein Beispiel für die unendliche Weisheit der Natur.

Dieses Enzym sorgt für einen sicheren Schutz vor angeblicher Vergiftung.

Und dann das nächste Argument der Kritiker:
Vitamin B17 ist nicht wirksam, weil es keine wissenschaftlichen Studien gibt.
Wie ist da der Stand der Dinge?

In der Tat. Die Studienlage ist in den letzten Jahren recht dürftig.

Das liegt aber an einem Mangel an echtem Forschungsinteresse der wissenschaftlichen Institutionen in den vergangenen 30 Jahren. Nachdem Untersuchungen am Sloan Kettering Hospital eindeutig und mit harten statistischen Daten feststellten, die keine Zweifel mehr ließen, dass Vitamin B17 eine hochwirksame und sichere Substanz im Kampf gegen den Krebs ist, wurde auf Betreiben sogenannter wissenschaftlicher Experten eine weitere Erforschung dieses Medikamentes verhindert.

Mit dem fadenscheinigen Grund, es handele sich um eine gefährliche Substanz, weil Vitamin B17 Blausäure enthält.

Zuerst muss einmal festgestellt werden, dass die Untersuchungen aus den Siebzigerjahren zweifelsfrei gezeigt haben, dass von Vitamin B17 keine Gefahr für gesunde Zellen ausgeht.

Die Verdächtigungen entbehren jeglicher Grundlage einer wissenschaftlichen Überprüfung.

Warum aber konnte dann eine Kampagne gegen Vitamin B17 so einen weltweiten Effekt haben. Es ist doch Tatsache, dass

die Vitamin-B17-Therapie seit dieser Zeit ein Nischendasein fristet und im Grunde nur die Patienten behandelt werden, die durch Zufall und eigene Suche diese Therapie für sich entdeckt haben?

Hier spielt ein Interessenkonflikt die Hauptrolle.

In dem Maße, wie die Wirksamkeit von Vitamin B17 wissenschaftlich erforscht wurde und nicht mehr als Spinnerei abgetan werden konnte, kam bei den großen Konzernen der Pharmaindustrie die Angst auf, hier könnte ein wirklicher Durchbruch im Kampf gegen die Krebserkrankung erzielt worden sein.

Andere Medikamente wie Chemotherapie, aber auch Bestrahlungen und alles, was die pharmazeutischen Labore so erforscht und hergestellt haben, wäre vergeblich gewesen.

Die Lösung des Krebsproblems ist eben nicht mit noch härteren Waffen und radikaleren Methoden zu erreichen.

Wenn heute Therapiemöglichkeiten miteinander verglichen werden, welche Chemotherapie ist wirksamer, werden bei 85 % der Untersuchungen das eine Chemotherapeutikum mit einem andern verglichen.

Es bleibt nun einmal eine Tatsache, dass die Chemotherapie nicht so wirksam ist, wie sich alle Beteiligten wünschen würden.

Das eine Chemomittel ist nicht gut wirksam und das andere auch nicht, und wenn man beide miteinander kombiniert, werden sie nicht wirksamer.

Das kennt schon die Hausfrau.

Ist ein Mittagessen angebrannt und damit verdorben, wird es nicht besser, wenn ich eine andere missratene Speise dazugebe.

Die Forschung befindet sich in einer Sackgasse, und das schon ziemlich lange.

Wir werden keine Lösung dadurch erreichen, den Krebs mit allen Mitteln von außen, sprich mit fremden chemischen Waffen zu bekämpfen. Das führt zu keiner Heilung, bestenfalls zu einer

Lebensverlängerung und Unterdrückung der Symptome einer Krebserkrankung.

Es fehlt eben ein echtes Konzept, wie Krebs ursächlich bekämpft werden kann.

Allein die Tatsache, dass ein Medikament keine Weiterentwicklung eines chemischen Giftstoffes ist und nicht in einem Labor entwickelt wurde, löste eine starke Angst bei den Konzernen aus. Was sollte aus all den Investitionen werden.

Es blieb ihnen nur eine Möglichkeit.

Das Vitamin B17 muss verunglimpft werden. Zuerst einmal durch das Ignorieren aller wissenschaftlichen Erkenntnisse, und als das nicht mehr ging, die Beweise waren zu erdrückend, musste das letzte Mittel eingesetzt werden, das für solche Fälle zur Verfügung steht.

Und das wäre?

Es wurde einfach behauptet: Vitamin B17 ist giftig – und nicht genug: Schließlich sind auch die Chemotherapeutika giftig. Sie müssen sogar giftig sein, sonst würden sie überhaupt nicht wirken. Sie sagten: Vitamin B17 ist gefährlich, sogar lebensgefährlich.

Da es toxikologische und andere Beweise, die das bestätigen, nicht gab – Studien zeigten genau das Gegenteil –, benutzte die Industrie ihre Medienmacht als Meinungsbilder.

Plötzlich wurde von Todesfällen berichtet. Es soll ein Ehepaar in der amerikanischen Provinz gegeben haben, das nach dem Verzehr von bitteren Aprikosenkernen verstorben sei. Kein Journalist, der das nachprüfen wollte, fand je einen Hinweis auf den Namen oder den Ort, wo das Bedauerliche geschehen sein sollte. Aber noch heute geistert diese Geschichte durch alle Medien und dient als einziges Argument, Angst vor Vitamin B17 zu schüren.

Und dieser Mechanismus ist außerordentlich erfolgreich.

Wir kennen ihn auch von einem ganz ähnlichen Sachverhalt.

War früher die Einnahme von Vitamin C ein sinnloses Unterfangen, das nur Geldverschwendung sei, schließlich würde das Vitamin C nur in der Kloschüssel landen, wird heute vor der Gefährlichkeit des harmlosen Vitamins gewarnt.

Und als das noch nicht genug Menschen abgeschreckt hat, Vitamin C für den Erhalt ihrer Gesundheit einzunehmen, wird es als Ursache für Herzinfarkte verantwortlich gemacht, bewiesen durch eine fadenscheinige kleine Studie, die aber plötzlich überall publiziert wurde.

Würden alle wissenschaftlichen Studien über die gesundheitsfördernde Wirkung des Vitamins C übereinandergelegt werden, wäre der Turm aus Papier 10 Meter hoch.

Keine dieser Untersuchungen wird veröffentlicht, nur diese eine mit 20 Versuchsteilnehmern.

Unglaublich. Für wie dumm werden Leser und Konsumenten gehalten, aber es verfehlt nicht seine Wirkung.

Verunsicherung und Angst hinterlassen ihre Spuren.

Jeder macht sich heute mehr Gedanken, wenn er eine Vitamintablette schluckt und womöglich denkt, warum natürliche Vitamine, vielleicht sind die Tabletten aus dem chemischen Labor sicherer.

Damit wurde das Ziel erreicht, Misstrauen gegenüber natürlichen Substanzen zu säen.

Das gleiche Schicksal widerfuhr eben auch dem Vitamin B17.

Und um in den USA ein für alle Mal das natürliche Anti-Krebsmedikament Vitamin B17 los zu sein, wurde es kurzerhand verboten und die Patienten und Ärzte kriminalisiert, die es dennoch anwendeten.

Ein in der Geschichte Amerikas einmaliger Vorgang, dass der Staat in eine so persönliche Entscheidung, welche Therapie für mich die richtige ist und welche nicht, eingreift.

Da kommt mir eine Idee. Wenn ich Ihnen so zuhöre, drängt sich ein Sprichwort förmlich auf.

Nur ein Hund, dem man auf den Schwanz tritt, bellt.

Wäre nämlich eine Substanz wie Vitamin B17 wirkungslos und unbedeutend, würden nicht weltweit alle möglichen Behörden damit beschäftigt sein, die Vitamin-B17-Therapie zu behindern. Vielleicht ist gerade diese Tatsache ein Beweis dafür, dass es sich um ein weitaus bedeutenderes Medikament gegen die Krebserkrankung handelt, als uns allen klar ist.

Ein logischer Gedanke.

Vielleicht haben die Verantwortlichen der Chefetagen der großen Pharmakonzerne sehr genau die wissenschaftlichen Untersuchungen studiert und waren überzeugt von der Wirksamkeit. Das hat ihnen dann einige schlaflose Nächte bereitet, und sie träumten vom Zorn all der enttäuschten Aktionäre, die auf die Gewinne der Chemoaktien verzichten müssten, bis sie beschlossen haben, zum Gegenangriff überzugehen, und begannen, Vitamin B17 zu bekämpfen.

Sie haben recht. Vitamin B17 wird sehr ernst genommen. Zurzeit noch in negativer Hinsicht. Das muss sich ändern. Wir brauchen eine von der Industrie unabhängige Forschung, die der Wahrheit verpflichtet ist und keine Rücksicht auf die Interessen der Pharmaindustrie nimmt.

Ich wünsche mir sehr, dass das Vitamin B17 auf den Prüfstand der Wissenschaft kommt. Dann können all die Zweifel ausgeräumt werden, über die wir gerade sprechen mussten.

Wie ist denn nun die rechtliche Situation hier bei uns in Europa?

Gott sei Dank geht das, was in den USA stattgefunden hat, in Europa nicht und vor allem nicht in Deutschland. Hier kann Vitamin B17 völlig unbegründet nicht verboten werden.

In Deutschland ist das Recht auf freie Therapiewahl ein hohes Rechtsgut und so werden immer wieder Urteile von Richtern zugunsten der Vitamin-B17-Therapie gesprochen.

Ein Oberlandesgericht in Deutschland hat prinzipiell festgestellt, dass die Abgabe von Vitamin B17 zu therapeutischen Zwecken an Ärzte aufgrund der Ungiftigkeit und Gefahrlosigkeit erlaubt ist.

Bei meinen Recherchen bin ich aber immer wieder auf die Behauptung gestoßen, Vitamin B17 sei dennoch giftig und die Anwendung strafbar.

Das ist eine von diesen unausrottbaren Lügen.

Jeder Versuch zur Klarstellung scheitert, ob bei einer Sendung des ZDF oder bei Wikipedia.

Die Wahrheit wird schlichtweg ignoriert.

Ich finde es beispiellos.

Tatsache ist, dass Vitamin B17 wie jedes andere Medikament per ärztliches Rezept aus der Apotheke bezogen werden kann und, wenn der Arzt genug Erfahrungen mit der Vitamin-B17-Therapie hat, problemlos beim Krebspatienten angewendet werden kann.

Vitamin B17 steht als Injektionslösung für intramuskuläre Spritzen, als Infusionslösung für eine Infusionskur, als Kapseln, Tropfen und sogar als Salbe zur äußeren Behandlung zur Verfügung.

Wenn das so ist, wundere ich mich über die Berichte im Internet und Fernsehen und bin jetzt doch langsam davon überzeugt, dass die Unaufrichtigkeit dieser journalistischen Kollegen kein Zufall oder schlechte Recherche ist.
Hier wird ein anderes Ziel verfolgt. Und dafür werden die Medien missbraucht.

Es ist gut, dass Sie es so klargestellt haben, denn da herrscht so manche Verunsicherung.
Aber was ist eigentlich das Besondere an Ihrem Gesamtkonzept bei der Krebstherapie?

Ich verfolge keinen monotherapeutischen Ansatz – weder in der Schulmedizin noch in der Naturheilkunde. Zu den eben besprochenen Vitamin-B17-Prinzipien der Behandlung gehören natürlich eine Vielzahl verschiedener Therapiekonzepte, auf die hier nicht eingegangen werden kann, zum Beispiel die Ernährung, die Entgiftung auf körperlicher wie auch auf zellulärer Ebene, sowie das Zusammenwirken schulmedizinischer Behandlungen mit den Prinzipien der Vitamin-B17-Therapie. Da gäbe es noch viel zu besprechen.

Ich glaube, dass eine Vielfalt von Wegen zum Ziel, sprich der Gesundung des Patienten, führt.

Und glauben Sie mir: Ich bin jeden Tag aufs Neue dankbar für die Heilungen, die meine Patienten erleben – und die ich miterleben darf.

Wodurch zeichnet sich Ihre besondere fachliche Kompetenz aus?

Sehen Sie, ich habe ein 6-jähriges naturwissenschaftliches Studium der Humanmedizin erfolgreich abgeschlossen, ich habe promoviert und dabei wissenschaftliche medizinische Forschung betrieben. Ich habe eine fundierte, praktische Ausbildung am Krankenbett absolviert, wie jeder gut ausgebildete Arzt auch.

Mein beruflicher und wissenschaftlicher Werdegang unterscheidet sich nicht von dem anderer Ärzte.

Wenn man die Schulmedizin genau genug studiert hat, lernt man auch deren Schwachstellen kennen und kann sie überwinden.

Ich habe das verloren gegangene Vertrauen in die Kraft der Natur wiederentdeckt, weil mein Antrieb, dem Menschen zu helfen, unerschütterlich war und ist.

Warum, Doktor Puttich, können Sie entscheiden, welche Therapie für welchen Patienten richtig ist?
Weil ich mich auf den Patienten einlasse – weil ich im Gegensatz zu vielen meiner Kollegen nicht die Angst kenne, mich auf die Ganzheit der Person einzulassen.

Manche sagen, es sei eine Begabung, solch eine Fähigkeit zu besitzen.
Ich bitte Sie, ich tue nur, was ich tun muss und tun kann.

Doktor Puttich, ich danke Ihnen für das Gespräch.
Das Gespräch führte Frau Andrea von Ammon.

Verhaltensregeln, wenn bei Ihnen die Diagnose Krebser-krankung gestellt wurde

Erste Regel
Bitte bewahren Sie Ruhe. Krebs ist kein schicksalhaftes Geschehen. Bitte bedenken Sie: Krebs ist heilbar.

Zweite Regel
Bitte behalten Sie einen klaren Kopf. Ihr Urteilsvermögen ist jetzt besonders gefragt. Die Situation ist ernst und es müssen wichtige Entscheidungen getroffen werden. Dafür brauchen Sie einen klaren Verstand.

Dritte Regel
Informieren Sie sich über alles, was mit Ihrer Krankheit im Zusammenhang steht. Werden Sie Experte in allen Fragen Ihrer Krankheit.

Vierte Regel
Holen Sie sich von mehreren Spezialisten eine Meinung ein. Stellen Sie alle Fragen, auch unbequeme. Es geht um Ihre Gesundheit.

Fünfte Regel
Haben Sie keine Angst vor lateinischen Fachausdrücken. Ähnlich wie im Mittelalter die Kirchenvertreter nutzt den Medizinern heute das Kauderwelsch, um Patienten abzuschrecken. Oft steckt Unwissenheit dahinter (z. B. iatrogene Krankheit heißt: vom Arzt verursachte Krankheit, essenzielle Krankheit heißt: Niemand weiß Bescheid usw.). Auch Sie können die Sprache durchschauen, wenn Sie keinen Respekt vor den Fachausdrücken haben.

Sechste Regel

Benutzen Sie bei allen Entscheidungen den gesunden Menschenverstand. Er ist bei allen Fragen in der Medizin von außerordentlich großer Bedeutung. Der gesunde Menschenverstand ist leider bei manchen therapeutischen Überlegungen der Schulmedizin abhandengekommen.

Siebte Regel

Kaufen Sie sich bitte das Buch „Spontanheilung" von Dr. Weil. Befolgen Sie seine Empfehlungen jeden Tag. Die kleinen Veränderungen spüren Sie kaum, aber nach einiger Zeit haben Sie viel in Ihrem Alltag geändert, was sich auf Ihre Gesundheit günstig auswirken wird.

Achte Regel

Verändern Sie in Ihrer häuslichen und beruflichen Umgebung all die Dinge, die Sie schon immer gestört haben.

Neunte Regel

Lassen Sie sich bei allen Entscheidungen, auch bei der, welche Therapie durchgeführt werden soll, ausreichend Zeit. Die Schulmedizin macht oft Zeitdruck und unnötige Panik.

Letzte Regel

Ignorieren Sie alle negativen Botschaften. Die Erfahrung der Schulmedizin stimmt in Ihren Fall nicht. Denn Sie gehen einen anderen Weg, weil Sie wissen: Krebs ist heilbar.

Wichtige Fragen und Antworten im Zusammenhang mit einer Vitamin-B17-Behandlung

Übernehmen die Krankenkassen die Kosten einer Behandlung nach den Prinzipien der Vitamin-B17-Krebstherapie?

Die gesetzlichen Krankenkassen bezahlen zwar jede noch so teure und noch so fragliche Therapie der Schulmedizin und die Folgekosten der Nebenwirkungen, sie haben aber bis heute kein wirkliches Interesse gezeigt, wirksame kostengünstige Naturheilverfahren zu erstatten.

Eine Tatsache, an der sich in der nächsten Zeit nichts ändern wird. Deshalb muss der Patient die Kosten einer Therapie selbst tragen.

Bei den privaten Krankenkassen kann im Einzelfall versucht werden, dass einige der Kosten übernommen werden. Die ärztlichen Leistungen werden dort nach GOÄ (Gebührenordnung für Ärzte) erstattet.

Ich habe alle Therapien eines Colon-Karzinoms durchgeführt, bin jetzt beschwerdefrei und fühle mich gut. Soll ich trotzdem eine Behandlung nach den Prinzipien der Vitamin-B17-Krebstherapie durchführen?

Auch nach glücklichem Verlauf einer Krebserkrankung ist es unbedingt erforderlich, die krebsauslösende Ursache zu lösen und das Immunsystem in eine optimale Lage zu versetzen, damit kein neues Tumorgewebe gebildet werden kann. Ein ehemals an Krebs Erkrankter sollte auf jeden Fall die natürliche Nahrungsergänzung mit dem Vitamin B17 durchführen.

Ist es möglich, einen „Haustierkrebs" durch eine Behandlung mit der Vitamin-B17-Krebstherapie aufzuwecken, sprich der Tumor wird wieder aktiv?

Nein, wenn die krebsauslösende Ursache beseitigt ist, also der Reparaturmechanismus zum Stillstand gekommen ist, kommt es in jedem Fall zu einer Heilreaktion. Die kann manchmal ganz still und unbemerkt verlaufen, und der Patient vergisst einfach, dass er früher an so einer schlimmen Erkrankung gelitten hat.

Ich möchte die vom Onkologen empfohlene Chemotherapie durchführen lassen. Kann ich trotzdem die Vitamin-B17-Krebstherapie anwenden, und wenn ja, wann ist der beste Zeitpunkt?

Es ist außerordentlich wichtig, dass der Patient all die Therapieverfahren durchführen lässt, die erforderlich sind, damit er ein maximales Gefühl einer vollständigen Behandlung hat.

Andernfalls bleiben Zweifel und Ängstlichkeit zurück, die für sich außerordentlich gefährlich sind und eine Krebserkrankung verschlimmern können.

Doch sollten nur so viel wie nötig und so wenig wie möglich Therapieverfahren angewendet werden, die dem Körper prinzipiell schaden.

Im Anschluss an eine schulmedizinische Therapie muss bald mit einer den Körper stärkenden Therapie begonnen werden.

Auch während einer schulmedizinischen Behandlung können vorbeugende Maßnahmen der Naturheilkunde durchgeführt werden.

Ich habe durch Recherchen im Internet erfahren, dass die Vitamin-B17-Therapie in Deutschland verboten ist.

Das ist vollkommen falsch und Teil einer gezielten Desinformation. Das Präparat ist lediglich in Deutschland als Arzneimittel nicht zugelassen. Es ist rechtlich ein Nahrungsergänzungsmittel. Der Grund ist recht einfach. Eine Arzneimittelzulassung verschlingt etwa 20 Millionen Euro. Wer soll dieses Geld für ein nicht patentierbares, natürliches Produkt aufbringen?

Die Dr.-Puttich-Krebs-Therapie:

Zunächst muss nach Feststellung einer Krebserkrankung eine möglichst hohe Dosis im Blut des betroffenen Patienten an Vitamin B17 in kurzer Zeit angestrebt werden. Als Zieldosis wird die Dosis gefunden, die am sichersten maximal viele Krebszellen absterben lässt. Dieses soll durch stufenweise Steigerung der Dosis von Tag zu Tag erreicht werden.

Dabei wird besondere Sorgfalt darauf gelegt, dass es dem Patienten gut bekommt und er die ausreichende Menge problemlos verträgt. Das bedeutet, dass bei der ersten Behandlung mit einer niedrigen Dosis Vitamin B17 angefangen wird.

Um sicherzustellen, dass das Vitamin B17 gut verträglich ist und in dieser Konzentration nebenwirkungsfrei vertragen wird, muss die erste Dosis ohne Zugabe anderer Medikamente als Infusion verabreicht werden. Es ist sinnvoll, vorher eine entsprechende Allergietestung vorzunehmen.

Dann erfolgt eine allmähliche Steigerung, bis die vorher errechnete Zieldosis am fünften Tag erreicht wird.

Auf diese Weise wird der Körper mit der therapeutisch wirksamen Menge Vitamin B17 aufgesättigt.

Das erfolgt stufenweise, sodass am letzten Behandlungstag die höchst mögliche Konzentration des Medikamentes Vitamin B17 erreicht wird.

Denn erst dann ist es möglich, durch eine Tabletteneinnahme einen Wirkspiegel auf wirklich hohem Niveau über lange Zeit aufrechtzuerhalten.

In der Pharmakologie wird die Menge, die erforderlich ist, um die Wirksamkeit eines Medikamentes auch durch eine Tabletteneinnahme sicherzustellen, Erhaltungsdosis genannt.

Es ist nicht erforderlich, über einen langen Zeitraum hochdosierte Infusionen durchzuführen. Eine einmalige Aufsättigung durch eine intensive Therapie in circa fünf Tagen schafft einen genügend hohen Wirkspiegel, sodass mit Tabletten oder Kapseln eine Erhaltung der therapeutischen Menge von Vitamin B17 im Blut gewährleitet wird.

Die Aufnahmefähigkeit des Darms für das Vitamin B17 ist außerordentlich gut, da die Substanz wasserlöslich ist und problemlos in der gesamten Menge in das Blut gelangen kann. Das gilt sogar für Patienten nach Magen- oder Darmoperationen und konnte durch entsprechende Untersuchungen bestätigt werden.

Ganz konkret sieht das in der Praxis folgendermaßen aus:

Der Patient nimmt nach Abschluss der Hochdosis-Kur am nächsten Tag eine bestimmte Menge von Vitamin B17 in Form von Kapseln oder Tabletten (hier sind 1 bis 2 g die Regel).

Das muss ohne Unterbrechung erfolgen, damit der vorher aufgesättigte Organismus das hohe Niveau des Vitamin-B17-Blutspiegels aufrechterhalten kann.

Um bei der Tabletteneinnahme eine zusätzliche Wirkverstärkung zu erreichen, sollte das Vitamin B17 immer gemeinsam mit Vitamin B15 und Thiamin (Vitamin B1) eingenommen werden.

Es ist immer wieder festzustellen, dass bei all diesen Dosierungen niemals echte Nebenwirkungen bei den Patienten zu beobachten sind. Mit Nebenwirkungen meine ich echte Unverträglichkeitsreaktionen oder Reaktionen auf die Cyanid-Verbindungen.

Es kann aber durchaus zu körperlichen Erscheinungen kommen, die zwar den in der Medizin üblichen Nebenwirkungen sehr ähnlich sind, aber einen ganz anderen Hintergrund haben.

Es ist wichtig zu wissen, dass das hochwirksame Vitamin B17 einen starken Zellzerfall von Tumorzellen im Körper bewirkt. Das ist gut so und auch beabsichtigt. Doch reagiert jeder Körper anders.

Wir kennen in der Medizin das sogenannte Herxheimer`sche Syndrom. Das sind grippeähnliche Symptome, die immer dann auftreten, wenn zu viele Zellfragmente, also Zellmüll, im Körper zu schnell auftreten. Der Körper und insbesondere die Leber sind dann überfordert, mit all dem Zellmüll fertig zu werden. Die Symptome sind: Müdigkeit, Kopfschmerzen, leichte Temperaturerhöhung, Gliederschmerzen, Empfindlichkeit der Haut, Frösteln. Das sind aber nur kurzfristig auftretende Erscheinungen und sie müssen den Patienten nicht besonders beunruhigen.

Schließlich ist es ein Zeichen der besonderen Wirksamkeit des Vitamins B17.

Ausruhen und eine größere Menge Flüssigkeit schaffen recht schnell Abhilfe.

Trotzdem sollte die Dosis angepasst werden oder die Entgiftungsmaßnahmen müssen intensiviert werden. Das bedeutet vor allem die Unterstützung der Leberentgiftung durch spezielle Peptid-Eiweißstoffe, Gluthation, Cystein und Alpha-Liponsäure. Im Allgemeinen wird aber das Vitamin B17 in der verabreichten Dosis sehr gut vertragen.

Von entscheidender Bedeutung für die Wirksamkeit der Vitamin-B17-Therapie ist die Qualität des verwendeten Vitamin B17. Im Gegensatz zu den synthetisch hergestellten Präparaten sind nur die Auszüge, die aus der Originalpflanze gewonnen werden am erfolgreichsten und können mit einem Reinheitsgrad von 95% hergestellt werden. Diese enthalten Mandelonitril als wirksame Substanz und zusätzlich sekundäre Pflanzenstoffe, die für eine Wirkverstärkung mitverantwortlich sind.

Die Qualität des Vitamin B17 und die richtige Dosierung sind die Voraussetzung für einen maximalen Erfolg der Therapie.

Die insulinpotenzierte Vitamin-B17-Therapie

Da die Krebszellen einen speziellen Stoffwechsel haben – sie benötigen den Zucker als Energielieferanten, um den Zucker zu Milchsäure zu vergären –, haben die Krebszellen einen dreißigfach höheren Zuckerbedarf als die normalen Körperzellen.

Diesen großen Zuckerbedarf und die Tatsache, dass es sich bei den Vitamin-B17-Molekülen ebenfalls um Zuckermoleküle handelt, nutzen wir bei der Hochdosistherapie aus, um die Wirkung des Vitamins B17 an der Krebszelle um ein Vielfaches zu steigern. Wir führen die insulinpotenzierte Therapie des Vitamins B 17 durch.

Diese insulinpotenzierte Therapie wird auch bei der Chemotherapie eingesetzt, um die Gesamtmenge des Chemotherapeutikums so gering wie möglich halten zu können, ohne dass es zu einem Wirksamkeitsverlust führt und die toxischen Nebenwirkungen vermindert werden können. Diesen Effekt nutzen wir bei der Vitamin-B17-Therapie ebenfalls aus.

Man kann durch gezielte Insulingaben eine künstliche Situation schaffen, dass das Vitamin B17 an den Krebszellen bis zur dreißigfachen Konzentration angereichert wird. Das ist aber bei den meisten Patienten nicht erforderlich.

Es gibt auch einen anderen Weg, nämlich das natürliche, körpereigene Insulin so auszunutzen, dass das erforderliche Insulin vom Körper selbst produziert wird.

Wir geben zu jeder Vitamin-B17-Infusion eine genaue individuell dosierte Menge gelöster Glucose, auch Einfachzucker genannt.

Hierbei ist aber besondere Vorsicht geboten, da die Beimischung von Glucose in eine Infusionslösung besonders viel Erfahrung und Fachkenntnisse voraussetzt, da sonst dem Körper schwere Schäden zugefügt werden können.

Die Menge Glucose muss genau individuell errechnet werden.

So erzeugen wir durch die Infusionsgabe einen künstlichen Anstieg des Blutzuckers: einerseits durch die Glucosemenge und anderseits durch das Vitamin B17, das, chemisch betrachtet, ebenfalls ein Zuckermolekül ist.

Jetzt antwortet der Körper mit einer verstärkten Insulinausschüttung.

Das ist ein ganz natürlicher Prozess, der zum Beispiel auch nach jedem etwas opulenteren Mittagessen im Körper stattfindet.

Das ausgeschüttete Insulin hat nur eine Funktion, nämlich so schnell wie möglich den Zucker und ebenso das Vitamin B17 aus dem Blut in das Körpergewebe zu transportieren. Das ist die blutzuckersenkende Wirkung des Insulins.

Im Gewebe angekommen, wird nach Abnehmern für den Zucker und das Vitamin B17 gesucht. Auch das ist ein ganz normaler Vorgang.

Wie große Tanklastwagen, prall gefüllt mit Zuckermolekülen, fahren die Insulinmoleküle durch den Körper und suchen nach Endverbrauchern ihrer Ladung.

Da bieten sich die Krebszellen geradezu an.

Sie schreien dreißigmal lauter nach dem Zucker als jede andere Körperzelle.

Den Tanklastern ist es egal, wer die Ladung bekommt, sie wollen sie nur loswerden, das ist ihre von der Natur bestimmte Aufgabe.

Deshalb geben sie problemlos und gern den Krebszellen ihre Zuckerladung einschließlich Vitamin B17 ab.

Aufgrund dieses natürlichen Mechanismus sind es die Krebszellen selbst, die den Zucker wie auch das Vitamin B17 in dreißigfach höherer Dosis um sich herum anreichern.

Auf diese Art schädigen sich die Krebszellen und sammeln um sich herum genau das Gift, das sie zerstören wird.

Es ist eine Art Chemotherapie der Natur. Genial einfach, hoch effizient und zielgenau auf die Krebszelle gerichtet – und was das Wichtigste ist, es bleiben alle anderen gesunden Zellen von der Giftwirkung verschont.

Sucht nicht schon immer die Pharmaindustrie nach diesem Medikament seit ewigen Zeiten?

Schade nur, dass es aus der Natur stammt und nicht aus den Retorten chemischer Labore, damit ließe sich so viel Geld verdienen.

Diese Wirkverstärkung durch das Insulin ermöglicht ein Vielfaches an zellzerstörender Wirkung an den Krebszellen selbst.

Der Patient selbst spürt kaum etwas davon. All diese Prozesse laufen still im Körper ab.

Lediglich bei Patienten mit einer Störung der Bauchspeicheldrüse und damit verbundener fehlerhafter Insulinproduktion kann dieser Effekt nicht ausgenutzt werden.

Verhinderung der Ausbreitung der Krebszellen

Eine hohe Dosis des Wirkstoffs Vitamin B17, wenn eine Krebskrankheit manifest ist, verhindert durch seine biochemischen Reaktionen an den Krebszellen eine weitere Ausbreitung.

Ist die Dosis hoch genug und die Anwendung konsequent genug, wird eine Reduzierung der Krebszellen im Körper erreicht. Dazu sind intravenöse Infusionsbehandlungen mit Vitamin B17 notwendig.

Ergänzend empfehle ich die weitere Einnahme der Aprikosenkerne, wenn auch jetzt nicht mehr in einer so hohen Dosis wie zu Beginn der Behandlung. 2 bis 4 Kerne sollten bei einer Mahlzeit mit in die Speisen gemischt werden, getreu dem Prinzip, dass die Summe der Wirkstoffe einer Pflanze mehr ist, als ihre Einzelteile und sekundären Pflanzenstoffe, die von der Natur den Aprikosenkernen zugefügt worden sind, eine unterstützende Wirkung auf die Wirksamkeit von Vitamin B17 haben.

Die erste Verteidigungslinie des Körpers stärken

Wie wir aus der Schilderung der Trophoblastentheorie ersehen konnten, besitzt der Körper ein gut funktionierendes Abwehrsystem gegen das Wachstum der Trophoblasten-Krebszellen: nämlich die Enzyme.

Umso wichtiger ist nach Ausbruch einer Krebserkrankung, also dem Außer-Kontrolle-Geraten des Reparaturmechanismus, der das Wachstum der Mutterkuchenzellen-Krebszellen nicht mehr zu stoppen vermochte, die notwendigen Enzyme zur Verfügung zu stellen.

Das erfolgt zum einen durch die Anregung der körpereigenen Produktion der Bauchspeicheldrüse und deren Enzyme, hier vor allem das Trypsin und Chymotrypsin.

Altbekannte Pflanzenrezepturen sind außerordentlich hilfreich, vor allem kommt den Bitterstoffpflanzen eine besondere Bedeutung zu. Wir kennen das als althergebrachten Brauch, vor dem Essen zur besseren Verdauung einen Aperitif zu uns zu nehmen.

Nach Ausbruch einer Krebserkrankung genügen die von der Bauchspeicheldrüse gebildeten Enzyme nicht, um die Krebszellen zu verdauen, denn dieses Abwehrsystem hat ja anscheinend versagt, sonst wäre der Heilungsprozess einfach auf natürliche und normale Weise zu Ende gebracht worden, wie viele Tausend Male zuvor ja auch schon.

Es müssen dem Körper also zusätzlich Enzyme zugeführt werden. Hier handelt es sich um die Enzymtherapie.

Präparate mit einem hohen Anteil an Chymotrypsin werden zusätzlich eingenommen. Am besten wirksam sind sie, wenn sie unverdaut in den Blutkreislauf gelangen können.

Das kann man dadurch erreichen, dass die Enzympräparate kurz vor dem Schlafengehen eingenommen werden und man mindestens drei Stunden vor dem Zubettgehen keinerlei andere Nahrungsmittel mehr zu sich nimmt.

Dadurch ist sichergestellt, dass sich im Darm keine zu verdauenden Lebensmittel mehr befinden, vor allem Eiweißstoffe, die die Wirkung der Enzyme verringern würden.

Die eigentliche Aufgabe dieser speziellen Enzyme ist die Spaltung von Eiweiß in der Nahrung. Das bedeutet, immer wenn Enzyme auf Eiweiß treffen, werden sie versuchen, diese zu spalten. Das ist ein ganz normaler Vorgang während der Verdauung im Darm. Durch diese Eiweißspaltung verlieren die Enzyme aber ihre Aktivität.

Um eine ausreichende Anzahl von Enzymaktivität im Blut zu erreichen, damit eine Verdauung der Tumorzellen stattfinden kann, ist es notwendig, dass die eingenommenen Enzympräparate keine Eiweißstoffe im Darm mehr vorfinden, ansonsten würden sie diese spalten.

Deshalb kommen Enzymaktivitäten im Blut nur zustande, wenn die Enzympräparate nüchtern eingenommen werden und genügend Zeit haben, vom Darm in das Blut zu gelangen. Das kann eigentlich nur nachts erfolgen.

Wir wissen aber auch, dass eine Vielzahl von pflanzlichen Wirkstoffen eine Enzymwirkung und damit auch einen tumorverdauenden Effekt hat. Da stehen die Pflanzenenzyme Bromelain aus der Ananas und das Papain aus der Papayafrucht an vorderster Stelle.

Selbstverständlich sind frisch eingenommene Enzyme am wirkungsvollsten, da Enzyme die fatale Eigenschaft besitzen, unmittelbar bei Kontakt mit Sauerstoff zu oxidieren, das heißt, unwirksam zu werden.

Der Verzehr von so viel Frischkost wie möglich ist eine gute Form der Enzymaufnahme, aber bei Weitem nicht genug, denn um eine therapeutisch wirksame Dosis durch Frischkost zu erreichen, müssten bis zu 8 kg Obst und Gemüse täglich verzehrt werden. Das ist in der Realität kaum möglich. Vor allem dann nicht, wenn man durch eine schwere Erkrankung von Natur aus einen geringeren Appetit hat.

Hierbei hilft aber ein kleiner Trick mit großer Wirkung. Um den Enzymanteil dieser großen Menge Obst und Gemüse zu realisieren, müssen die Enzymwirkstoffe von der sie umgebenden Zellulose befreit werden.

Das erfolgt durch eine Entsaftung mit einem mechanischen Entsafter, den es in jedem guten Haushaltswarengeschäft zu kaufen gibt. Auf diese Art und Weise können nun ohne Probleme große Mengen Frischkost verzehrt werden, nämlich ohne die Energie verbrauchende Arbeit der Zelluloseverdauung.

Gibt es etwas Besseres? Diese frischen Säfte sind rein und natürlich. Sie pressen sie sich selbst aus, in ihrer eigenen Küche, und kennen somit genau die Zutaten. Die Säfte lassen sich in nur wenigen Minuten zubereiten und sind damit eine schnelle und hervorragende Zwischenmahlzeit.

Das Trinken von frisch gepressten Obst- und Gemüsesäften hat eine bedeutende Heilwirkung bei der Verdauung der Trophoblasten-Krebszelle.

Die Thymusdrüse und ihre Aktivierung

Die T-Lymphozyten, die Killerzellen, durch die die Krebszellen ihren natürlichen Tod finden, müssen durch eine gezielte Aktivierung der Thymusdrüse stimuliert werden. Dafür wird eine spezielle Zelltherapie mit embryonalen Thymuszellen und Milzzellen durchgeführt, die sogenannte Zelltherapie, auch als Thymuskur bekannt.

Hierfür werden während einer Kur speziell hergestellte Präparate intramuskulär gespritzt, die sogenannte Frischzellkur.

Gleiches heilt Gleiches …

Paracelsus

Informationen über die Thymus-Frischzellkur

Der Begriff der Frischzellkur ist einer der wenigen Begriffe aus der Sprache der Medizin, der Eingang in die Umgangssprache gefunden hat. So wird heute ganz selbstverständlich, gerade in der Wirtschaft, von Frischzellkuren für Unternehmen gesprochen.

Der Begriff findet deshalb eine so breite Anwendung im allgemeinen Wortschatz, weil ihn jeder versteht, weil jeder weiß, was mit einer Frischzellkur gemeint ist.

Bei der Frischzellentherapie werden dem Körper „frische" Zellen zugeführt, die zuvor ungeborenen Spendertieren entnommen wurden.

Die Frischzelltherapie ist eine den ganzen Organismus erfassende biologische Heilmethode.

Die Frischzellkur ist eine Methode, die dem menschlichen Organismus in seiner Gesamtheit mit all seinen Zellarten die therapeutisch wirksamen Zellelemente aus frischem embryonalem oder jugendlichem Gewebe zuführt, die er zu seiner Revitalisierung und Heilung benötigt.

Durch gezielte Frischzelltherapie schenken wir dem kranken Organismus neues Leben.

Zellularpathologie von Virchow

In der Mitte des vorigen Jahrhunderts hat Prof. Virchow erkannt, dass die Erkrankung der Zelle der Erkrankung des Organismus vorangeht, und schenkte der medizinischen Welt die Zellularpathologie.

Virchow nannte die Zelle die Trägerin des Lebens. Jede Zelle bildet einen kleinen Organismus, der sich selbst zu erhalten sucht, aufnimmt, umsetzt, abgibt, egal, ob die Zelle an der Oberfläche oder im tiefen Inneren des Körpers lebt. Sie führt ihr Eigenleben, und während des ganzen Lebens werden immerfort in uns Zellen geboren, während andere sterben. Nur wenige bleiben uns während des ganzen Lebens erhalten.

Die Erkrankung des Körpers ist eine Erkrankung seiner Zellen. Prof. Carell hat den Einfluss von Zellkulturen im Brutschrank studiert und beobachtet, dass sterbende Kulturen durch Beigabe entsprechender frischer embryonaler Zellen wieder zu neuem Leben wachgerufen werden konnten.

Zellen aus allen Organen stehen zur Verfügung. Durch die richtige Kombination von Zellen verschiedener Organe erreichen wir eine potenzierte Wirkung. Gerade hier zeigt sich die Kunst des Arztes.

Der Homing-Effekt

Die embryonalen Frischzellen selbst sind mit einem Code versehen, einer Art Postleitzahl. Nachdem sie aus den entsprechenden Organen entnommen und injiziert wurden, wandern sie zu „ihrem" Organ beim Patienten, dem Organ mit derselben Postleitzahl.

Dort bleiben sie haften und können ihren zellerneuernden Effekt entfalten. So wandert die Leberzelle zur Leber, die Lungenzelle zur Lunge, die Herzzelle zum Herz usw.

Für den Nachweis dieses „Postleitzahlen-Prinzips", dem sogenannten „Homing-Effekt" embryonaler Zellen, wurde im Jahr 2000 der Medizin-Nobelpreis verliehen.

Die Intelligenz der Zellen

Von Bedeutung ist die von Prof. Habers festgestellte Tatsache, dass die Aufnahmequote embryonaler Spenderzelle mit dem Grad der Organschädigung steigt.

Bei einer geschädigten Leber des menschlichen Empfängers steigt die Aufnahmequote der embryonalen Leberzellen aus der Frischzellimplantation um das Vierfache. Bei anderen Organen noch deutlicher.

Eine geschädigte Leber nimmt also viermal mehr embryonale Zellen auf als eine gesunde Leber.

Die Molekularbiologen sprechen ganz allgemein von einer Intelligenz der embryonalen Zellen.

Die Stammzellen: eine Sonderform der Frischzellen

Während organspezifische Frischzellen zu ihren zugehörigen Organen wandern, Leber zu Leber, Lunge zu Lunge, Herz zu Herz, können die Mesenchym- und Plazentazellen allgemeine Reparaturarbeiten im gesamten Körper durchführen.

Es handelt sich hierbei um undifferenzierte embryonale Binde-
gewebszellen, die sogenannten Stammzellen. Aus dieser Zellart
werden bei allen höheren Lebewesen die verschiedenen Organe
entwickelt: Knochen, Knorpel, innere Organe bis hin zum Zen-
tralnervensystem.

Sie wandern zu den Orten der geschädigten Zellen im Körper und nehmen dort die Eigenschaften der gesunden Zellen
an.

Wenn z. B. mesenchymale Stammzellen nahe an ein Gelenk
mit geschädigtem Knorpelgewebe gebracht werden, ersetzen
sie und reparieren sie den beschädigten Knorpel; das Gleiche
gilt für Nervengewebe und andere erkrankte oder verbrauchte
Gewebearten.

Die Herstellung

Die Herstellung der Frischzellkulturen erfolgt in einem hoch-
modernen Pharmalabor.

Die Organzellen werden mit einer speziellen Lösung aufge-
schwemmt und durch mikrofeine Separierung in ihre einzelnen
Bestandteile, in sogenannte Peptide, zerlegt.

Ohne den geringsten Zeitverlust werden die fertiggestellten Präparate bei minus 180 °C schockgefroren, sodass kein Verlust
ihrer Frische eintreten kann.

Bis zu ihrer Verwendung am Patienten verbleiben die Frischzellpräparate in dem schockgefrorenen Zustand.

Eine ununterbrochene Kühlkette stellt sicher, dass die Präparate
permanent minus 80 °C temperiert bleiben.

Diese Technologie garantiert, dass kein Wirkverlust durch La-
gerung und Transport eintreten kann.

Die Sicherheit

Die Sicherheit der präparierten Frischzellen garantieren die strengen behördlichen Auflagen, die bei jeder Herstellung pharmazeutischer Produkte in Deutschland selbstverständlich sind, eine der höchsten Standards der Welt.

So unterscheiden sich die Zellpräparate in keiner Weise von anderen zugelassenen Arzneimitteln.

Die Herstellung der Frischzellpräparate muss der therapierende Arzt persönlich durchführen, das ist gesetzlich vorgeschrieben. Denn nur durch die persönliche Überwachung jedes einzelnen Schrittes der Herstellung ist höchste Patientensicherheit möglich.

Unmittelbar nach der Fertigstellung der individuell für den einzelnen Patienten zubereiteten Frischzellen erfolgt eine mindestens 14-tägige Quarantäne, die dazu dient, alle Untersuchungen vorzunehmen, die eine Kontamination (Infektion) ausschließen. Erst wenn die Charge zweifelsfrei für die medizinische Anwendung als unbedenklich anerkannt wurde, wird die Frischzellpräparation für die Therapie freigegeben.

Alle Herstellungsschritte unterliegen auf diese Weise einer behördlichen Kontrolle und garantieren die Sicherheit der in Deutschland hergestellten Arzneimittel.

Die Herstellung erfolgt nach dem Gesetz § 13 Abs. 1 Satz 3 AMG.

Die Exklusive Therapie

Die hohen Standards bei der Herstellung der Frischzellpräparate engen den Kreis der Ärzte, die eine solche Therapie durchführen können, ein.

Die Herstellung einer individuellen Frischzellpräparation für einen einzigen Patienten kann bis zu drei Arbeitstage in Anspruch nehmen.

Sie erfordert ein hochmodernes Pharmalabor mit all seinen technischen Einrichtungen und benötigt eine komplexe Logistik bei der Unterhaltung der ununterbrochenen Kühlkette.

So ist zu erklären, dass diese hochwirksame Therapie nur selten und nur bei einem kleinen Kreis von Patienten zur Anwendung kommen kann.

Historisches der Frischzelltherapie

Als in den Dreißigerjahren Prof. Dr. Niehans die Wirksamkeit embryonaler Zellen zur Behandlung körperlicher Erkrankungen entdeckte, konnte er noch nicht ahnen, dass es noch weitere sechzig Jahre dauern würde, bis dieses Wirkprinzip von der Wissenschaft erklärt werden konnte.

Erst 1997 entdeckte ein Forscherteam den sogenannten Homing-Effekt embryonaler Zellen, die Eigenschaft, dass embryonale, nicht differenzierte Zellen in entsprechende Zielorgane eines Spenderorganismus einwandern können.

In den Sechziger- und Siebzigerjahren erlebte die Frischzelltherapie ihre größte Anwendung. Bekannt wurde die Behandlung von prominenten Politikern und Personen des öffentlichen Lebens. Einige der berühmtesten Befürworter der Frischzelltherapie waren unter anderem Papst Pius XII., Konrad Adenauer, Winston Churchill und viele andere mehr. Ende der Achtzigerjahre kam es zu Bedenken bei der Anwendung von Frischzellpräparaten aufgrund des Erscheinens verschiedenartigster bis dato unbekannter Virusinfekte bei Tieren.

Es war unklar, ob ein Ansteckungsrisiko von Tier zu Mensch bestehen könnte.

Aus Sicherheitsgründen wurde von einer Anwendung der Frischzelltherapie in der Humanmedizin Abstand genommen. Jetzt trat eine Phase ein, bei der die Herstellungstechnologie auf diese neuen Herausforderungen ausgerichtet werden musste.

1998 konnte die Frischzelltherapie als unbedenklich und sicher seitens der Bundesgesundheitsbehörde für die Therapie freigegeben werden, da die neuartige Technologie bei der Herstellung eine Übertragung von Krankheitskeimen ausschließt.

Anhang

Ausleitungsplan für die Intensivkur

Ausleitung über die Leber

Jeden Tag **Leberwickel**
Leberregion mit Olivenöl einreiben, feuchtwarmes Tuch auflegen, darauf ein Wärmekissen geben, ca. 20 Minuten einwirken lassen.
Nach 20 Minuten die Region erneut einölen, auf die ölige Haut grobes Salz geben, die Haut damit einmassieren, bis sie rot geworden ist, nicht verletzt.
Die Öl-Salz-Mischung 10 Minuten auf der Haut einwirken lassen, dann abwaschen.

Leber-Blätter-Tee
Rp.:
Herb. Centaurii 10,0
Herb. Cardui benedicti. . . . . .
Fol. Trifolii fibrin. . . . .
Herb. Agrimoniae . . . .
Fruct. Foeniculi . . . . **aa ad 110,0**
M. f. spec. D.S.: 1 Teelöffel Kräutertee auf eine Tasse kochendes Wasser, 2 Minuten ziehen lassen.
Fünfmal täglich einen Messbecher **Artischocken-Muttersaft** (aus dem Reformhaus) pur trinken.

Ausleitung über die Haut

Jeden Tag:
2 gehäufte Esslöffel Kaisernatron bzw. Bicarbonat-Pulver auf eine Schüssel lauwarmes Wasser.
Als Fußbad oder als Vollbad:
3 gehäufte Esslöffel Kaisernatron bzw. Bicarbonat-Pulver auf ein Vollbad. 20 Minuten baden.
Dreimal die Woche ein Basenbad durchführen.

Ausleitung über die Niere

Die oben beschriebene Saftkur mit frisch hergestellten Säften nach dem Motto: „Viel hilft viel!", dabei streng kochsalzarm.
Trinken Sie so viel frisch hergestellten Saft wie möglich.

Der frisch gepresste Saft enthält:
1. organisch gebundene, lebendige Enzyme
2. organisch gebundene, lebendige Mineralien, vor allem der Kalium-Gruppe
3. organische Vitamine
4. lebendiges, organisches Wasser; besser als jedes mineralisches Heilwasser, das immer anorganisch ist

Oleolux nach einer Rezeptur von Frau Dr. Budwig (etwas modernisiert, um das richtige Verhältnis der Omega-3-Fettsäuren zu Omega-6-Fettsäuren zu gewährleisten)

Zutaten:
100 ml Leinöl
25 ml Borretschöl
250 g ungehärtetes Kokosfett
1 mittelgroße Zwiebel
8 Knoblauchzehen

Zuerst werden das Leinöl und das Borretschöl gemischt und in das Gefrierfach des Kühlschrankes gestellt. Am besten in dem gleichen Gefäß, in dem es hinterher auch mit dem heißen Kokosfett gemischt werden kann. Geeignet ist ein Messbecher oder ein anderes Gefäß mit Zotte, um beim späteren Abfüllen in die Gläser eine höhere Zielgenauigkeit zu haben.

Als Nächstes schält man die Zwiebel, viertelt sie und erhitzt sie zusammen mit dem Kokosfett, bis die Zwiebel beginnt, sich leicht braun zu verfärben. Das dauert ca. 6 bis 8 Minuten; genug Zeit also, um die Knoblauchzehen zu schälen.

Diese gibt man nun dazu, bis auch sie sich hellbraun färben. Das dauert etwa weitere 4 bis 5 Minuten. Jetzt ist das Kokosfett fertig und muss nun mit dem Leinöl und dem Borretschöl zusammengebracht werden, ohne dass sich dieses zu sehr dabei erhitzt. Aus diesem Grund stand das Öl bis jetzt im Kühlfach.

Nun gießt man das heiße Kokosfett durch ein Sieb auf das gekühlte Leinöl-Borretschöl-Gemisch und rührt die Mischung gründlich durch, bis sich keine Schlieren mehr in dem Ölgemisch zeigen.

Abschließend gibt man das Öl in Gläser mit Schraubdeckel und stellt diese zum möglichst schnellen Abkühlen noch einmal ins

Kühlfach. Wenn das Gemisch fest geworden ist, wechselt es in den normalen Kühlschrank, in dem es aufbewahrt wird.

Das Oleolux kann als Brotaufstrich verwendet werden. Es darf aber nicht mehr zu stark erhitzt werden. Es kann zum Beispiel unter das gekochte Gemüse gemischt werden; aber immer erst an das Essen geben, wenn das Essen vom Herd genommen wurde und nicht mehr kocht. Das Oleolux verbessert den Geschmack, gibt dem Körper Energie und liefert die richtigen Fettsäuren wie kein anderes Nahrungsmittel.

Lebensmittel mit einem hohen Gehalt an Vitamin B17:

Bittere Aprikosenkerne haben 8 Vol.-%, das sind im Vergleich mit anderen Quellen ca. **8 g Vitamin B17 pro 100 g.**
Daraus resultiert, dass täglich je nach Größe 3 bis 5 Kerne ausreichen, um den Tagesbedarf an Vitamin B17 zu decken.
Der tägliche Vitamin-B17-Bedarf kann auch mit folgenden anderen Kernen erreicht werden:
Pfirsichkerne bis zu 8 Kerne täglich
Pflaumenkerne bis zu 8 Kerne täglich
Süßkirsche, Sauerkirsche bis zu 10 Kerne täglich
Weintraubenkerne 20 bis 30 Kerne täglich

Früchte mit hohem Vitamin-B17-Gehalt (in mg pro 100 g Früchte):

Apfelbeeren (Aronia) 350 mg / 100 g

Blutorangen bis zu 200 mg / 100 g

Brombeeren bis zu 115 mg / 100 g

Heidelbeeren 83 bis zu 420 mg / 100 g

roter Portwein 40 bis 110 mg / 100 g

Rhabarber 150 bis 200 mg / 100 g

schwarze Johannisbeeren 130 bis 140 mg / 100 g

Weintrauben 30 bis 750 mg / 100 g, wobei die Traubenkerne viel Vitamin B17 enthalten

Papaya 50 bis 450 mg / 100 g

Kohl und andere Gemüse mit hohem Vitamin-B17-Gehalt (in mg pro 100 g Gemüse):

Auberginen 750 mg / 100 g

rote Zwiebeln 20 bis 250 mg / 100 g

Rotkohl 250 mg / 100 g

Blumenkohl 150 mg / 100 g

Grünkohl 150 mg / 100 g

Brokkoli 200 mg / 100 g

Spinat 100 mg / 100 g

Brunnenkresse 40 bis 350 mg / 100 g

Weitere Lebensmittel, die Vitamin B17 in geringeren Dosen (kleiner 50 mg / 100 g) enthalten:

Hülsenfrüchte

Kuh- oder Augenbohnen

Kichererbsen

weiße Bohnen

Kidneybohnen

Lumobohnen

Erbsen

Getreide, Nüsse und andere Nahrungsmittel

Buchweizen

Linsen

Hafer

Roggen

Gerste

brauner Reis

rohe Cashewnüsse

Macadamianüsse

Petersilie

Sauerklee

Kürbis

Keimlinge enthalten bis 30-mal mehr Vitamin B17 als unge-
keimte Saat:

Bambussprossenkeimlinge
Luzernekeimlinge
Bohnenkeimlinge
Mungobohnenkeimlinge
Weizenkeimlinge
Kichererbsenkeimlinge

Je bitterer die Pflanze schmeckt, umso höher ist der Gehalt an Vitamin B17.

Heilpflanzen-Rezepturen bei verschiedenen Krebserkrankungen – aus den persönlichen Aufzeichnungen von Dr. Puttich:

Lungen-Bronchial-Karzinom

Rp.:
Herb. Pulmonariae 30,0
Herb. Galeopsidis 25,0
Fol. Rubi fruticosa. . . . .
Flor. Lamii alb . . . .
Herb. Plantaginis lanc . . . . . . aa 20,0
Herb. Thymi serp. . . . .
Herb. Spiraeae ulm . . . . aa 20,0
Fol. Menth. pip 5,0
Flor. Malvae 10,0
M. f. spec. D.S.: 1 Esslöffel mit 250,0 ml kochendem Wasser übergießen und 15 Minuten ziehen lassen.

Bei starker Verschleimung hilft folgende uralte Heilkräuterzubereitung ausgezeichnet:

Rp.:
Flor. Althaeae. . . . .
Flor. Malvae . . . .
Flor. Verbasci . . . .
Rad. Saponariae rubrae . . . . . aa 30,0
M. f. spec. D.S.: 5 Teelöffel auf drei Tassen kaltes Wasser ansetzen, 8 Stunden stehen lassen, durch ein Sieb gießen, nur noch leicht anwärmen, nicht mehr kochen, in drei Portionen über den Tag verteilt trinken.

Rp.:
Flor. Calendulae 5,0
Herb. Millefolii 10,0
Herb. Urticae . . . .
Herb. Polygoni avic . . . .
Herb. Equiseti . . . .
Herb. Anserinae. . . . .
Flor. Lamii alb . . . .
Herb. Menth. pip . . . . aa 20,0
M. f. spec. D.S.: 1 Esslöffel mit 250,0 ml kochendem Wasser
übergießen und 5 Minuten ziehen lassen.

Bei Lymphdrüsenbefall sind zusätzlich folgende Heilkräuter
erforderlich:

Rp.:
Fol. Plantaginis . . . .
Herb. Galii verum . . . .
Herb. Equiseti . . . . aa ad 100,0
M. f. spec. D.S.: 1 Esslöffel mit 250,0 ml kochendem Wasser
übergießen und 15 Minuten ziehen lassen.

Äußerlich für feuchte Wickel bei Schwellung der Oberarme:
Rp.:
Flor. Malvae 100,0
D.S.: 2 Esslöffel mit der Menge von 2 Glas Wasser kalt ansetzen, 8 Stunden ziehen lassen, zimmerwarm mit einem Leinentuch durchtränken und 15 Minuten auflegen.

Nierenzell-Karzinom

Rp.:
Fruct. Juniperi 10,0
Rad. Levistici . . . . ·
Rad. Ononidis . . . . ·
Rad. Petroselini . . . . ·
Herb. Solidaginis virg. . . . . . . ·
Fol. Myrtilli . . . . aa 20,0
Herb. Urticae 30,0
M. f. spec. D.S.: 2 Teelöffel voll mit einer Tasse kalt ansetzen, einige Stunden ziehen lassen, danach 3 Minuten kochen, zweimal täglich eine Tasse trinken.

Blasenzell-Karzinom

Rp.:
Fol. Betulae. . . . . ·
Herb. Meliloti conc . . . . ·
Herb. Hernariae. . . . . ·
Fol. Uvae ursi . . . . aa 5,0
Herb. Abrotani. . . . . ·
Stigm. Maidis. . . . . ·
Herb. Stellariae mediae . . . . . aa 15,0
Rad. Liquiritae. . . . . ·
Rhiz. Graminis . . . . ·
Fruct. Foeniculi . . . . aa ad 100,0
M. f. spec. D.S.: 1 Esslöffel mit 250,0 ml kochendem Wasser übergießen und 10 Minuten ziehen lassen.

Prostata-Karzinom

Rp.:
Fruct. Juniperi 10,0
Rad. Rubiae tinct. . . . .
Fol. Jugulandis. . . . .
Fol. Melissae. . . . .
Fruct. Petroselini. . . . .
Herb. Spiraeae ulm . . . .
Rad. Ononidis . . . . aa 20,0
Herb Polygoni avic 30,0
M. f. spec. D.S.: 1 Esslöffel mit 250,0 ml kochendem Wasser
übergießen und 20 Minuten ziehen lassen; während des Vor-
mittags die ganze Menge schluckweise trinken.

Rp.:
Herb. Epilobii. 70,0
Herb. Equiseti 30,0
M. f. spec. D.S.: 2 Teelöffel mit 125,0 ml kochendem Wasser
übergießen und 15 Minuten ziehen lassen, nachmittags trin-
ken.

Cervix-Uterus-Overial-Karzinom

Rp.:
Flor. Lamii alb . . . .
Herb. Alchemillae . . . .
Herb. Poygoni hydrop. . . . . . . aa 20,0
Herb. Anserinae. . . . .
Herb. Rutae hort . . . .
Herb. Menth. pip . . . . aa 15,0

Fol. Melissae. . . . .

Herb. Bursae pastor . . . .

Fol. Rubi idea. . . . .

Herb. Urticae . . . . aa 10,0

M. f. spec. D.S.: 1 Esslöffel mit 250,0 ml kochendem Wasser übergießen und 15 Minuten ziehen lassen, über den Tag verteilt trinken.

Magen-Karzinom

Rp.:

Strob. Lupuli 10,0

Herb. Cardui benedicti. . . . . .

Pericarp. Aurantii . . . .

Herb. Marrubii . . . . aa 15,0

Rad. Cichorii . . . .

Fruct. Anisi . . . .

Herb. Thymi sepyll . . . .

Fol. Melissae. . . . . aa 20,0

M. f. spec. D.S.: 1 Esslöffel mit 250,0 ml kochendem Wasser übergießen und 15 Minuten ziehen lassen.

Colon-Karzinom

Fruct. Rhamni cathart 10,0

Rhiz. Tormentillae . . . .

Her. Marrubii. . . . .

For. Arnica . . . .

Rad. Saponariae. . . . . aa 20,0

Rad. Bardanae . . . .

Herb. Hyperici . . . .

Herb. Agrimoniae . . . .

Fol. Myrtilli . . . . aa 30,0

M. f. spec. D.S.: 1 Esslöffel mit 250,0 ml kochendem Wasser übergießen und 15 Minuten ziehen lassen.

Leber-Gallenblasen-Karzinom

Komponente 1

Rp.:

Herb. Anagallida . . . .

Herb. Marrubi . . . .

Herb. Agrimoniae . . . . aa 10,0

Rhiz. Curcumae. . . . .

Rhiz. Iridis . . . . aa 20,0

Herb. Spirae ulm . . . .

Herb. Fumariae . . . . aa 30,0

M. f. spec. D.S.: 1 Esslöffel mit 250,0 ml kochendem Wasser übergießen und 15 Minuten ziehen lassen.

Komponente 2:

Rp.:

Rhiz. Graminis . . . .

Rad. Bardanae . . . . aa 5,0

Rhiz. Calami . . . .

Rad. Gentianae . . . .

Rhiz. Iridis . . . . aa 10,0

Phaseoli fructus sine semine . ad 100,0

M. f. spec. D.S.: 2 Esslöffel mit 250 ml Wasser kalt ansetzen, einige Stunden ziehen lassen, danach 15 Minuten auf kleiner Flamme köcheln, Komponenten 1 und 2 zusammengießen, die gesamte Menge schluckweise über den Tag verteilt trinken.

Bei beginnender Gelbsucht:

Rp.:
Herb Lycopodii 100,0
D.S.: 1 gestrichenen Teelöffel auf eine Tasse kochendes Wasser geben; 2 Minuten ziehen lassen, 20 Minuten vor dem Frühstück und Abendessen je eine Tasse langsam trinken.

Zur äußerlichen Anwendung auf die Leberregion.

Rp.:
Herb. Equiseti 300,0
D.S.: Zinnkraut-Dunstumschläge: Man bringt Wasser in einem Topf zum Kochen, hängt ein Sieb in den Topf, darin werden drei Hände voll Zinnkraut gegeben, der Topf wird abgedeckt, das Ganze etwa fünf Minuten weiterkochen lassen, die Heilkräuter aus dem Sieb nehmen und in ein Leinentuch geben, das feuchtwarme Tuch auf die Leberregion legen und warm halten, Dauer circa 20 Minuten, 2 mal täglich einen Dunstumschlag anwenden.

Karzinome des Gehirns, zum Beispiel Glioblastom, Astrozytom, multiple Hirnmetastasen

Rp.:
Herb. Vincae . . . .
Flor. Paeoniae . . . .

Flor. Lavandulae . . . .
Flor. Ericae . . . . aa 5,0
Herb. Visci alb . . . .
Fol. Aurantii. . . . .
Strob. Lupuli . . . . aa 7,5
Fol. Melissae. . . . .
Fol. Menth. pip . . . . aa 20,0
Herb. Spiraeae ulm . . . . ad 20,0
M. f. spec. D.S.: 1 Esslöffel mit 250,0 ml kochendem Wasser übergießen und 15 Minuten ziehen lassen.
Ergänzend muss ein Weihrauchpräparat eingenommen werden.

Pankreas-Bauchspeicheldrüsen-Karzinom

Rp.:
Herb. Galegae. . . . .
Fol. Myrtilli . . . . aa 5,0
Herb. Alchemillae . . . .
Herb. Urticae . . . . aa 10,0
Herb. Violae tricolor. . . . . aa 15,0
Fol. Rubi frut . . . .
Flor. Tiliae . . . . aa 20,0
M. f. spec.: D.S.: 1 Esslöffel mit 250,0 ml kochendem Wasser übergießen und 15 Minuten ziehen lassen, die ganze Menge vormittags trinken.

Leg. Phaseoli s. fruct. 200,0
D.S.: 3 gehäufte Esslöffel auf 300 ml kaltes Wasser geben, 30 Minuten auf kleiner Flamme köcheln, die gesamte Menge nachmittags trinken.

Schilddrüsen-Carcinom

Rp.:
Rad. Petroselini . . . .
Rhiz. Imperiatorae . . . .
Rad. Liquiritae. . . . .
Rad. Rubiae tinct. . . . .
Rad. Bardanae . . . .
Rad. Sarsaparilla . . . .
Rad. Taraxaci c. Herb . . . . aa ad 100,0
M. f. spec. D.S.: 1 Esslöffel mit 250,0 kaltem Wasser geben, 20
Minuten auf kleiner Flamme köcheln, zum Frühstück ein bis
zwei Tassen trinken;

Carcinome der Haut, zum Beispiel Melanom, Basaliom

Rp.:
Flor. Verbasci 10,0
Herb. Marrubi . . . .
Herb. Veronicae. . . . .
Flor. Sambuci. . . . .
Flor. Tiliae 20,0
Herb. Violae tricolor. . . . .
Herb. Spiraeae ulm . . . . aa 30,0
M. f. spec. D.S. Esslöffel mit 250,0 ml kochendem Wasser über-
gießen und 15 Minuten ziehen lassen, vormittags die gesamte
Menge trinken,
Rp.:
Rhiz. Caricis. 100,0
D.S.: 2 Teelöffel mit 2 Glas Wasser kalt ansetzen, 8 Stunden
ziehen lassen und tagsüber schluckweise trinken

Blutkrebs, zum Beispiel Morbus Hodgkin, Leukämie, Myome, Plasmozytom

Rp.:
Rad. Taraxaci c. Herb . . . .
Fruct. Foeniculi . . . . aa 10,0
Herb. Veronicae . . . .
Rhiz. Graminis . . . .
Stipit. Dulcamarae . . . .
Rad. Cichorii . . . .
Rad. Bardanae . . . .
Herb. Cochleariae . . . .
Rad. Sarsaparillae . . . . aa 15,0
M. f. spec. D.S.: 2 gehäufte Esslöffel in 250,0 kaltes Wasser geben, 30 bis 45 Minuten auf kleiner Flamme köcheln, abgießen, über den Tag verteilt trinken.

Heilkräuterrezeptur bei Ascites, Wassereinlagerungen, Pleuraerguss, Ödemen

Rp.:
Rhiz. Graminis . . . .
Fruct. Juniperi . . . .
Fruct. Petroselini . . . .
Rad. Ononidis . . . . aa 15,0
Herb. Equiseti . . . .
Rad. Levistici . . . .
Rad. Petroselini . . . .
Rad. Urticae . . . . aa 25,0
Herb. Spiraeae ulm . . . .
Fol. Menth. pip . . . . aa ad 200,0

M. f. spec. D.S.: 2 Teelöffel auf eine Tasse kochendes Wasser; 25 Minuten ziehen lassen, dreimal täglich eine Tasse trinken.

Knochenkrebs und Knochenmetastasen

Rp.:
Herb. Polygonum avic 30,0
Herb. Galeopsidis 60,0
Herb. Equiseti 90,0
M. f. spec. D.S.: 4 Esslöffel auf 2 Liter kaltes Wasser zum Kochen bringen, auf kleiner Flamme 2 Stunden köcheln, Flüssigkeit nachgießen, zweimal einen halben Liter davon täglich trinken.
Wichtig ist auch die äußere Anwendung:
Beinwurzessenz
Rp.:
Rad. Symphytum.......... 200,0
D.S.: Die Wurzeln klein schneiden und bis zum Hals in eine Flasche füllen, ca. 250,0 ml, die Wurzeln mit Kornbranntwein übergießen (38- bis 40%igem Alkoholanteil), die Flasche 14 Tage stehen lassen, abgießen, 1 Esslöffel mit einem halben Liter Wasser verdünnen und als feuchter Wickel auf die betroffenen Stelle geben, mehrere Stunden einwirken lassen.

Mundboden-, Zungen-, Lippenkarzinom

Rp.:
Flor. Violae odoratae........
Flor. Lamii alb ....
Flor. Calendulae .... aa 10,0

Herb. Galii verum . . . .
Herb. Millefolii . . . .
Herb. Urticae . . . . aa 30,0
M. f. spec. D.S.: 2 Teelöffel mit 2 Glas Wasser kalt ansetzen,
8 Stunden ziehen lassen und tagsüber schluckweise trinken.

Rp.:
Herb. Agrimoniae . . . .
Flor. Malva . . . . aa ad 150,0
D.S.: 1 gehäufter Esslöffel auf 250,0 ml kaltes Wasser; über
Nacht stehen lassen, leicht erwärmen, zum Gurgeln benutzen.

Bezugsquelle für die im Text beschriebenen Heilkräutermischungen:

Apotheke Dr. Budde
Neckarstr. 14
64283 Darmstadt
Telefon: 0 61 51 / 2 40 80

Informationen rund um das Thema Vitamin B17 und der aktuelle Stand der Vitamin B17-Forschung finden Sie auf der folgenden Internetseite:
www.neue-krebstherapie.com

Inhalt

CPSIA information can be obtained
at www.ICGtesting.com
Printed in the USA
LVOW12s1915110817
544675LV00001B/16/P